KLASSIKER
DR. OETKER
VERLAG
SEIT 1891

TEENIE X-MAS

Ratgeber

Weihnachten ist die schönste Zeit im Jahr: selbst gebackene Kekse futtern, hübsch verpackte Kleinigkeiten verschenken und mit einer heißen Schokolade in der Hand zusehen, wie die Schneeflocken fallen. Damit es rund um die Weihnachtsbäckerei nur schöne Erfahrungen gibt, solltest du einige wenige, doch wichtige Dinge beachten:

Allgemeine Hinweise

Lies vor der Zubereitung – besser noch vor dem Einkauf – das Rezept einmal vollständig durch. So werden Arbeitsabläufe und -zusammenhänge verständlicher. Anschließend kannst du den Einkaufszettel schreiben. Viele Zutaten sind wahrscheinlich ohnehin in eurer Küche vorhanden.

Bevor es losgeht, lege dir alles, was du brauchst, bereit. So musst du nicht während des Backens nach einzelnen Zutaten oder Werkzeugen suchen. Noch einfacher wird es, wenn du alle Zutaten schon fertig abwiegst. Achte beim Hantieren in der Küche auf deine eigene Sicherheit!

Falls du noch nicht so viel Erfahrung in der Küche hast, lass dir den Umgang mit elektrischen Geräten ausführlich erklären. Das gilt ganz besonders für den Backofen. Wenn der Backofen in Betrieb ist, denk daran, dass auch die Backofenscheibe heiß wird.

Bevor du das Gebäck aus dem Backofen nimmst, achte darauf, dass das Fenster in der Küche geschlossen ist. Manche Gebäcke mögen es nicht, wenn sie nach dem Backen direkt im Durchzug stehen und fallen vor lauter Schreck in sich zusammen.

Nimm dir für das Dekorieren der Gebäcke ausreichend Zeit, denn du weißt ja: Das Auge isst mit.

Arbeitszeiten

Bei den angegebenen Zeiten handelt es sich um Anhaltswerte. Es kann, je nach Erfahrung, manchmal etwas schneller gehen oder auch mal ein wenig länger dauern. Eine genauere Angabe der Kühl- und Abkühlzeiten ist nicht möglich, da sie u. a. von äußeren Umständen abhängen, die wir nicht kennen (z. B. Umgebungstemperatur). Plane für die Zubereitung im Zweifel etwas mehr Zeit ein, damit du entspannt ans Dekorieren und Probieren gehen kannst!

Abkürzungen & Mengenangaben

EL = Esslöffel
TL = Teelöffel
Msp. = Messerspitze
Pck. = Packung/Päckchen
Prise = so viel, wie zwischen Daumen und Zeigefingerkuppe passt
g = Gramm
kg = Kilogramm
ml = Milliliter
l = Liter
evtl. = eventuell
geh. = gehäuft
gem. = gemahlen
ger. = gerieben
gestr. = gestrichen
TK = Tiefkühlprodukt
°C = Grad Celsius
Ø = Durchmesser

Backofeneinstellung, Back- & Garzeiten

Die in den Rezepten angegebenen Backofentemperaturen, Back- und Garzeiten sind Richtwerte, die je nach individueller Hitzeleistung des Backofens über- oder unterschritten werden können.
Die Temperaturangaben in diesem Buch beziehen sich auf Elektrobacköfen. Die Möglichkeiten der Temperatureinstellung für Gasbacköfen variieren je nach Hersteller, sodass wir keine allgemeingültigen Angaben machen können. Bitte beachte deshalb bei der Einstellung des Backofens die Gebrauchsanleitung des Herstellers. Ein Backofenthermometer eignet sich dabei gut, um die Backofentemperatur im Blick zu haben.

Einschubhöhe

In den Rezepten in diesem Buch ist die Einschubhöhe immer dann die Mitte des Backofens, wenn nichts anderes angegeben ist.

Eierprobe

Bei der Eierprobe schlägst du die Eier einzeln in eine Tasse auf, um sicher zu sein, dass sie frisch sind. Darüber hinaus vermeidet man damit, dass Eierschalenstücke in den Teig geraten. Die Eier werden, wenn im Rezept nichts anderes angegeben ist, nach und nach etwa ½ Minute je Ei unter den Teig gerührt. Nicht zu lange rühren, sonst kann es passieren, dass das Gebäck wieder zusammenfällt.

Gelatine

Beim Verarbeiten von Gelatine achte besonders darauf, die Beschreibung genau einzuhalten. Gelatine darf nicht kochen, da sie dann nicht mehr geliert.

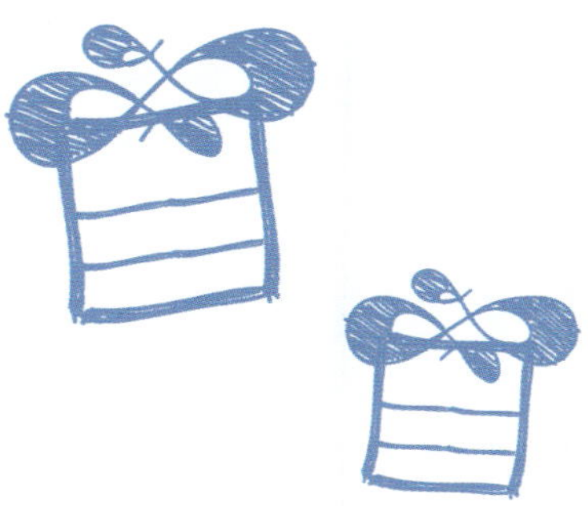

Mixer

Mixer haben unterschiedliche Aufsätze: Knethaken zum Kneten für schwere Teige. Rührstäbe für leichte Teige, wie Rühr- und Biskuitteig, für Cremes und zum Sahne- oder Eiweiß-Steifschlagen. Stehen im Rezept Zeitangaben, halte dich daran, da die Gebäcke sonst evtl. nicht richtig aufgehen bzw. nach dem Backen wieder zusammenfallen.

Wasserbad

Dafür Wasser in einem kleinen Topf erhitzen. Kuvertüre oder Schokolade grob zerkleinern und in eine hitzebeständige Schüssel (gut: Edelstahl) geben. Schüssel in das heiße Wasser stellen und die Kuvertüre oder Schokolade evtl. unter Zugabe von Speiseöl unter gelegentlichem Rühren schmelzen lassen. Achtung: Es darf kein Wasser in die Kuvertüre gelangen, sonst wird sie klumpig.

Verschenken

Viele Backideen aus diesem Buch eignen sich prima zum Verschenken. Achte bei der Verpackung darauf, dass du deine Backwerke so einpackst, dass sie den Transport gut überstehen.
Beschrifte deine Geschenke liebevoll mit dem Namen des Empfängers. Kleine Pappkärtchen sind schnell ausgeschnitten. Mit einem Locher stanzt du ein sauberes Loch, in das dann ein farblich passendes Bändchen gezogen wird.

Und nun wünschen wir dir viel Spaß und gutes Gelingen bei deinen kleinen Backmeisterwerken!

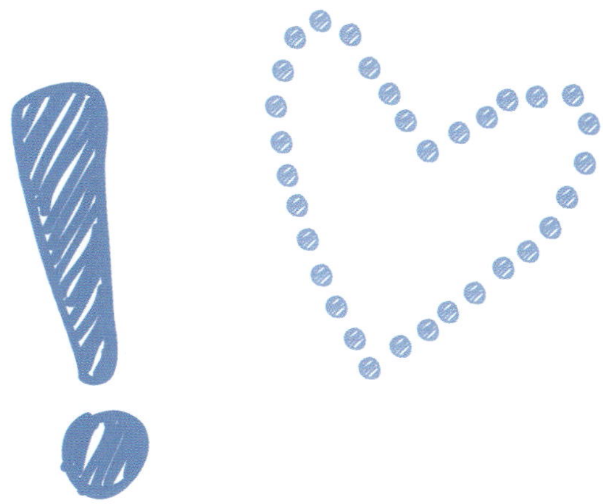

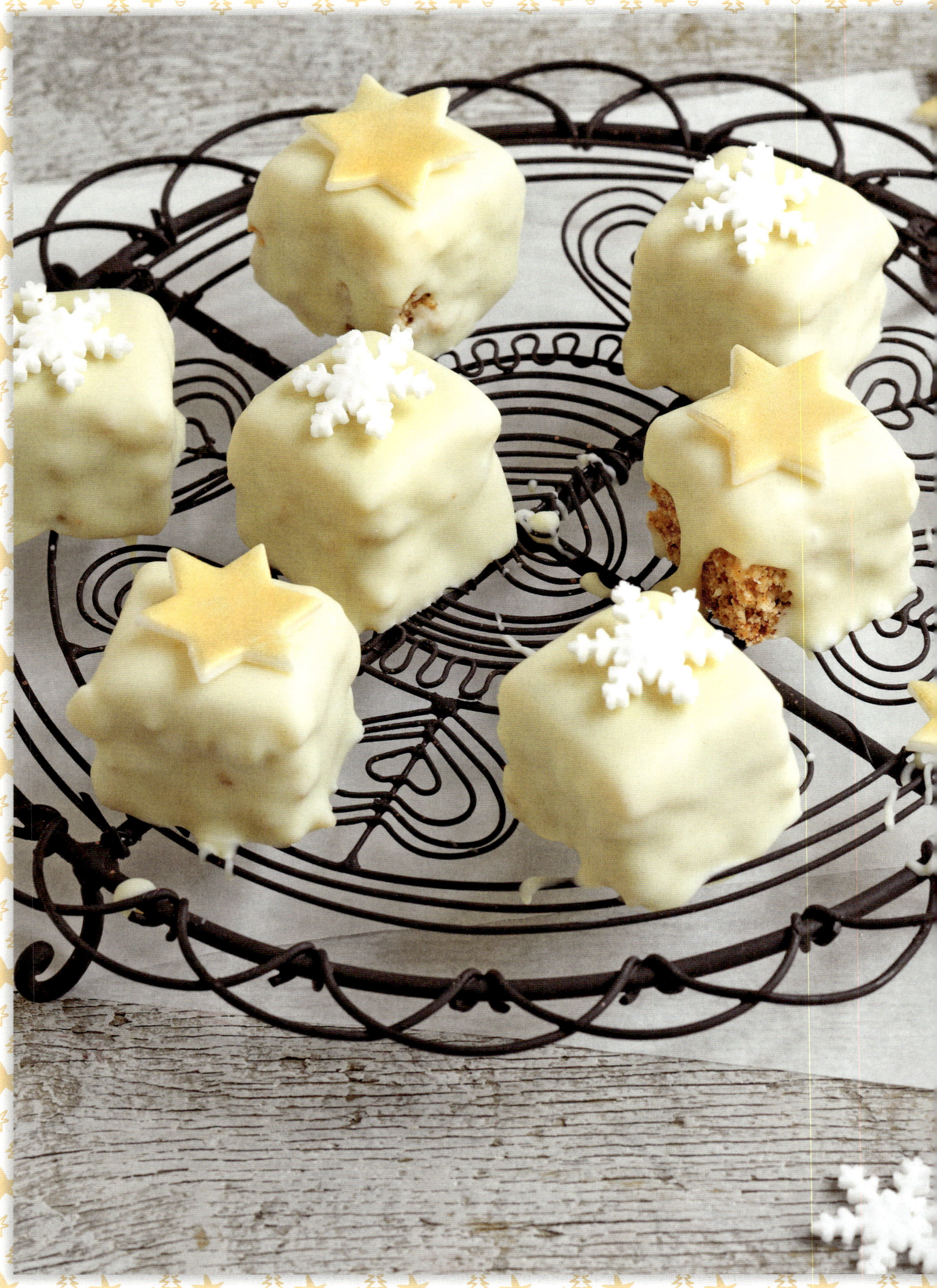

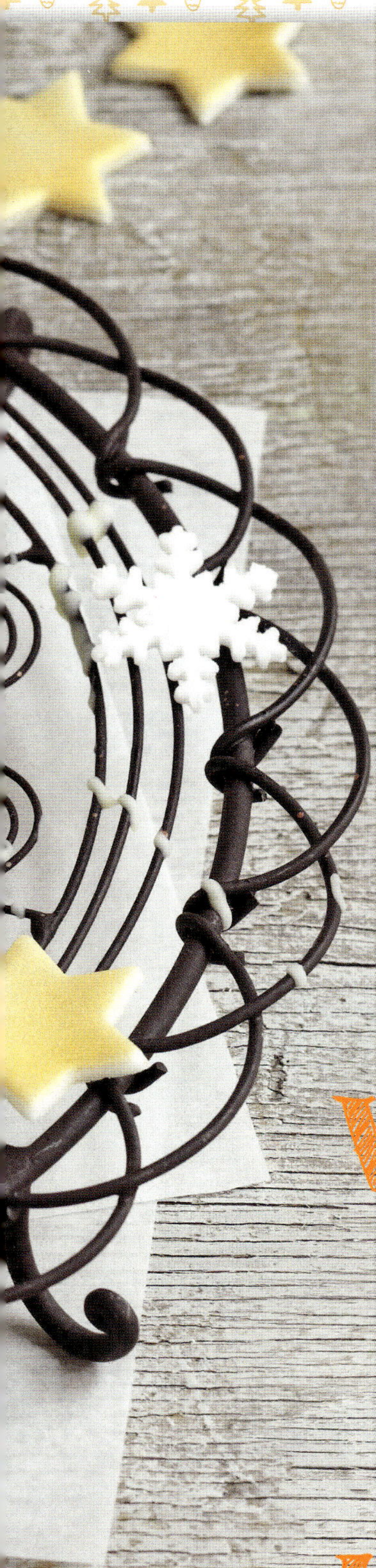

Weihnachts-cookies & süße Kleinigkeiten

Brownie-Häuschen

ZUTATEN FÜR 8 STÜCK

FÜR DEN TEIG:
200 g Weizenmehl
30 g Backkakao
130 g Zucker
½ gestr. TL Salz
1 ½ gestr. TL Backpulver
190 ml Sonnenblumenöl
3 Eier (Größe M)
75 g Schoko-Tröpfchen

FÜR DIE GLASUR UND ZUM DEKORIEREN:
150 g Puderzucker
½ sehr frisches Eiweiß
3 EL Zuckerperlen und -streusel

ZUSÄTZLICH:
1 quadratische Backform (etwa 20 x 20 cm)
etwas Fett
1 Bogen Backpapier
1 Gefrierbeutel

ZUBEREITUNGSZEIT:
etwa 40 Minuten, ohne Abkühlzeit

BACKZEIT:
etwa 25 Minuten

1. Den Backofen vorheizen.
Ober-/Unterhitze: etwa 180 °C – Heißluft: etwa 160 °C

2. Den Backpapierbogen in einen langen, 24 cm breiten Streifen schneiden. Die Backform fetten, dann den Streifen Backpapier hineinlegen und am Boden und den Seiten fest andrücken. Es sind nur zwei Seiten der Form mit dem Backpapier ausgekleidet.

3. Für den Teig Mehl mit Kakao, Zucker, Salz und Backpulver in einer Rührschüssel mischen. Sonnenblumenöl und Eier hinzufügen. Die Zutaten mit einem Mixer (Rührstäbe) zunächst kurz auf niedrigster, dann auf höchster Stufe in etwa 2 Minuten zu einem glatten Teig verarbeiten. Schoko-Tröpfchen unterrühren. Den Teig in die Form füllen und mit einem Esslöffel glatt verstreichen.

4. Die Backform in den vorgeheizten Backofen schieben. **Den Brownieboden etwa 25 Minuten backen.**

5. Die Backform auf einen Kuchenrost stellen. Achtung: Sehr heiß, Topflappen verwenden! Das Gebäck etwa 10 Minuten abkühlen lassen. Das Gebäck mit einem scharfen Messer an den Seiten ohne Backpapier vom Backformrand lösen und mithilfe des Backpapiers aus der Form heben. Brownieboden wieder auf den Kuchenrost setzen und weiter abkühlen lassen. Achtung: sehr heiß, Topflappen verwenden!

6. Den Brownieboden in 4 gleich breite Streifen schneiden (etwa 20 x 5 cm). Die Streifen zu 12 gleich großen Rechtecken schneiden. 4 Stück davon quer halbieren und so zuschneiden, dass sie wie gleichmäßige Hausdächer aussehen. Aus den Resten 8 Schornsteine schneiden.

7. Für die Glasur Puderzucker sieben. Das halbe Eiweiß mit einem Mixer (Rührstäbe) schaumig schlagen, dann nach und nach den Puderzucker löffelweise unterrühren und die Masse etwa 8 Minuten weiterschlagen, bis sie so steif ist, dass sie Spitzen bildet, wenn man die Rührstäbe herauszieht.

8. Die Unterseite der Hausdächer mit der Glasur bestreichen und die Dächer auf die Rechtecke kleben. Antrocknen lassen. Die restliche Glasur in den Gefrierbeutel füllen und eine kleine Ecke abschneiden. Die Schornsteine damit ankleben und die Häuschen damit verzieren. Nach Belieben mit den Perlen und Streuseln dekorieren.

Tipp

Die Brownie-Reste können sehr gut für Cakepops verwendet werden.

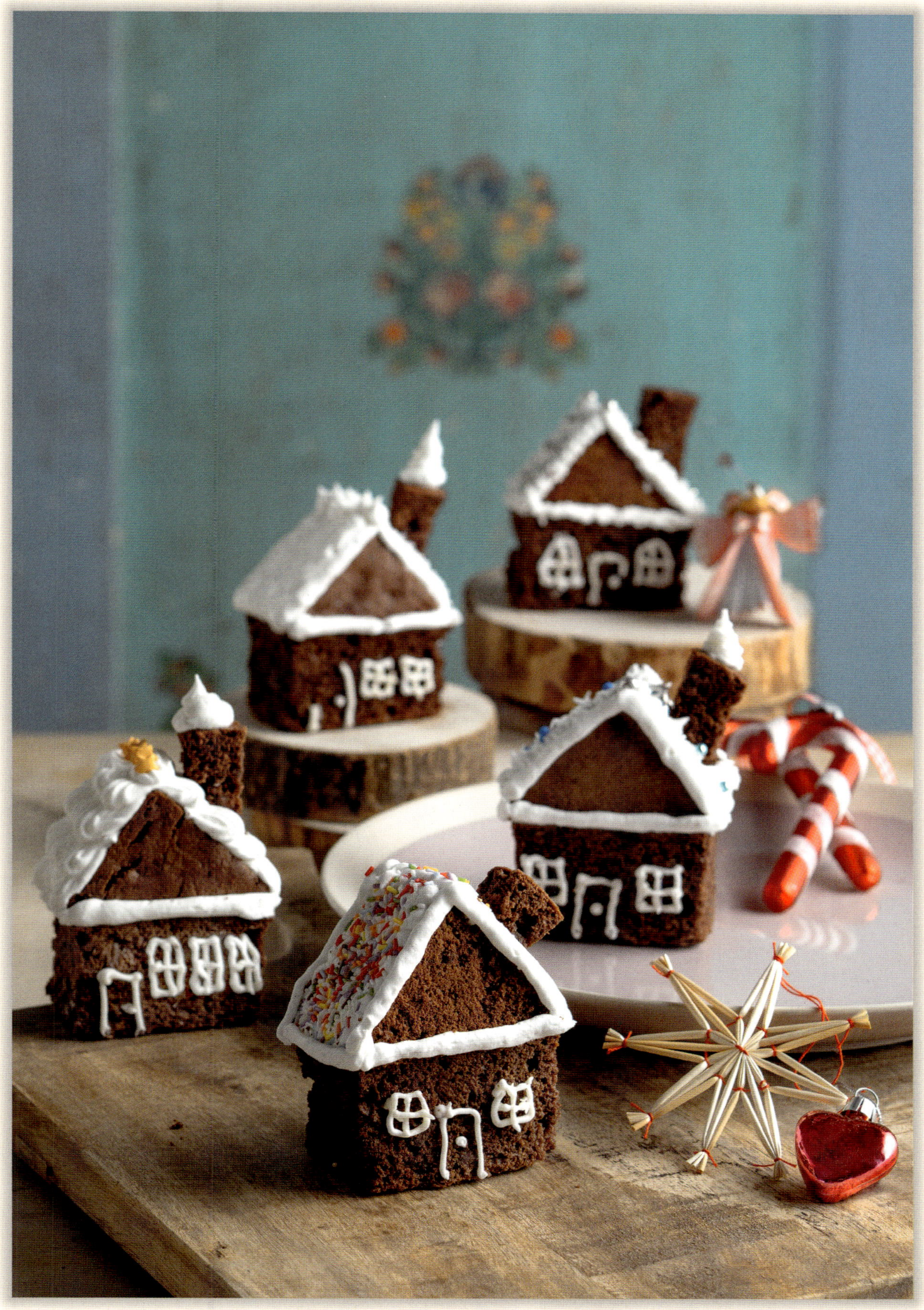

Diamanten- und Perlen-Plätzchen

ZUTATEN FÜR 40–50 STÜCK (JE NACH AUSSTECHERGRÖSSE)

ZUM VORBEREITEN:
100 g Zartbitter-Schokolade (etwa 50 % Kakaoanteil)

FÜR DEN KNETTEIG:
100 g Butter (zimmerwarm)
120 g Zucker, 1 Prise Salz
1 Pck. Bourbon-Vanille-Zucker
1 Ei (Größe M)
250 g Weizenmehl
½ gestr. TL Backpulver

ZUM VERZIEREN:
200 g weiße Schokolade
1 TL Speiseöl
2–3 EL metallisch glänzende Nonpareilles (in unterschiedlichen Größen)
40–50 essbare Diamanten (aus Zucker)
2–3 EL Zuckerperlen

ZUSÄTZLICH:
Ausstecher in Sternen- und Eiskristallform

ZUBEREITUNGSZEIT:
etwa 60 Minuten, ohne Kühlzeit

BACKZEIT:
10–15 Minuten je Backblech

HALTBARKEIT:
3–4 Wochen

1. Zum Vorbereiten die Schokolade in Stücke hacken, in einem kleinen Topf im Wasserbad bei schwacher Hitze unter Rühren schmelzen. Schokolade lauwarm abkühlen lassen.

2. Für den Teig Butter mit einem Mixer (Rührstäbe) auf höchster Stufe geschmeidig rühren. Nach und nach Zucker, Salz und Vanille-Zucker unterrühren. Nacheinander das Ei und die lauwarme Schokoladenmasse unterrühren.

3. Mehl mit Backpulver mischen. Etwa die Hälfte davon mit dem Mixer (Rührstäbe) unter die Teigmasse rühren. Restliches Mehlgemisch mit den Händen unterkneten. Die Teigmasse auf der leicht bemehlten Arbeitsfläche kurz zu einem glatten Teig verkneten. Den Teig in 2 Portionen teilen, etwas flach drücken und jeweils in Frischhaltefolie gewickelt etwa 1 Stunde in den Kühlschrank legen.

4. Den Backofen vorheizen.
Ober-/Unterhitze: etwa 180 °C – Heißluft: etwa 160 °C

5. Die Teighälften jeweils auf der leicht bemehlten Arbeitsfläche 3–5 mm dick ausrollen und mit Ausstechformen Sterne, „Eiskristalle“ u. ä. ausstechen. Die Teigplätzchen nebeneinander auf Backbleche (leicht gefettet, mit Backpapier belegt) setzen.

6. Die Backbleche nacheinander (bei Heißluft zusammen) in den vorgeheizten Backofen schieben. **Die Plätzchen 10–15 Minuten je Backblech backen.**

7. In der Zwischenzeit zum Verzieren die weiße Schokolade hacken, mit Speiseöl wie unter Punkt 1 beschrieben schmelzen.

8. Die Plätzchen mit dem Backpapier von den Backblechen auf Kuchenroste ziehen. Achtung: Sehr heiß, Topflappen verwenden! Plätzchen erkalten lassen.

9. Die Plätzchen auf der Oberfläche mit der Schokolade bestreichen. Mit Nonpareilles, essbaren Diamanten und Zuckerperlen verzieren.

Tipp

Alternativ lassen sich die Plätzchen auch mit Zitronenkuchenglasur bestreichen und mit kandierten Rosenblütenblättern oder Jasminblüten garnieren.

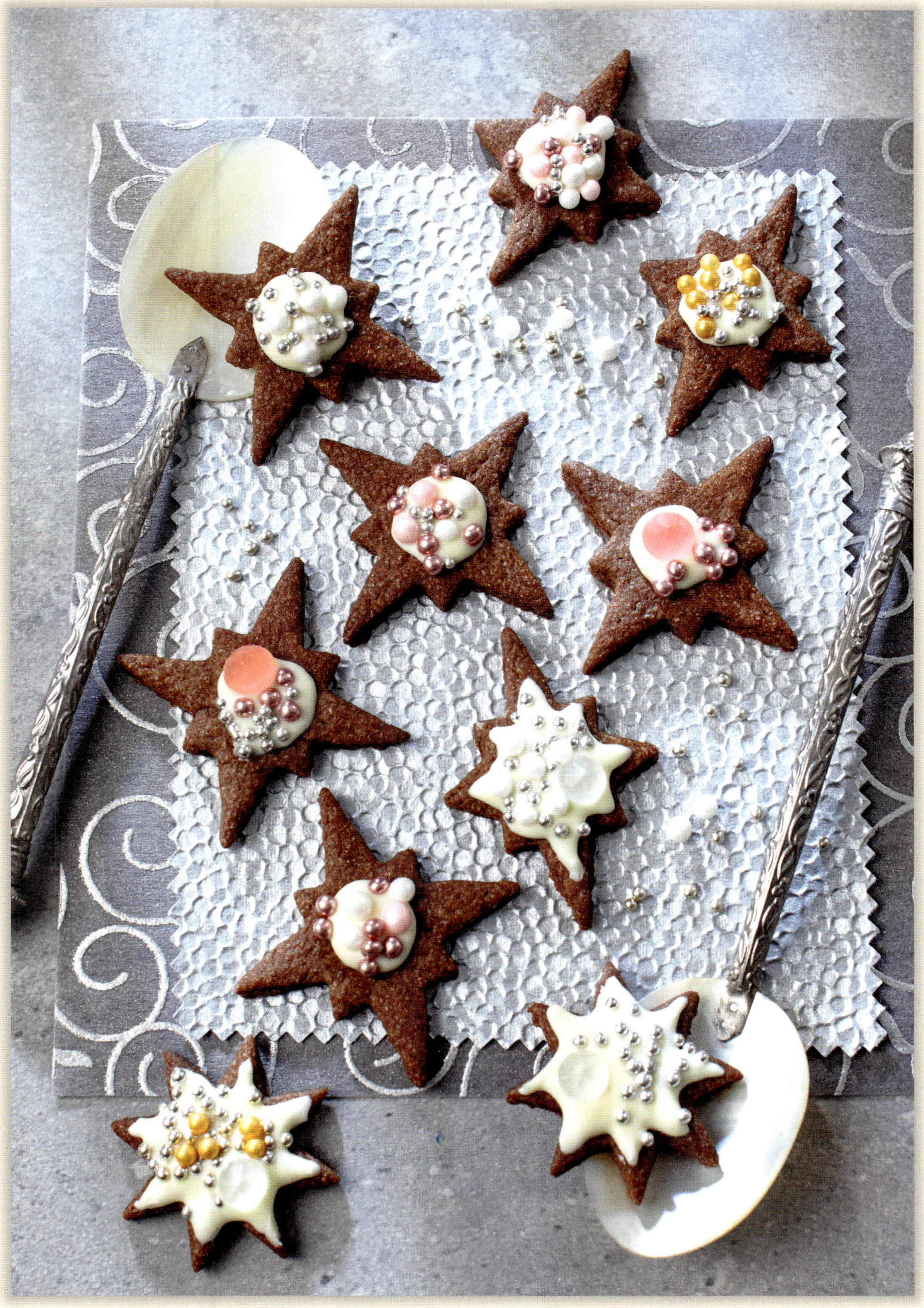

Honigkuchen-Nikoläuse

ZUTATEN FÜR 60 STÜCK

FÜR DEN TEIG:
100 g flüssiger Honig
50 g brauner Zucker
75 g Butter oder Margarine
½ Röhrchen Butter-Vanille-Aroma
1 gestr. TL gem. Zimt
½ TL gem. Gewürznelken
1 Eiweiß (Größe M)
250 g Weizenmehl
2 gestr. TL Backpulver

1 Eigelb, 1 EL Milch (3,5 % Fett)

FÜR DIE NIKOLAUSMÜTZEN:
100 g Marzipan-Rohmasse
65 g Puderzucker, 1 TL Zitronensaft

FÜR DIE GESICHTER:
etwa 50 g Puderzucker
1 EL Zitronensaft
rote Speisefarbe, Zuckerperlen

ZUSÄTZLICH:
1 Ausstecher in Sternform (5-zackig, Ø etwa 4 ½ cm)
1 runder Ausstecher (Ø etwa 7 cm)

ZUBEREITUNGSZEIT:
etwa 90 Minuten, ohne Kühlzeit

BACKZEIT:
etwa 10 Minuten je Backblech

HALTBARKEIT:
2–3 Wochen

1. Für den Teig Honig mit Zucker und Butter oder Margarine in einem Topf unter Rühren erwärmen, bis Zucker und Fett geschmolzen sind. Die Honigmasse in einer Rührschüssel in den Kühlschrank stellen.

2. Den Backofen vorheizen.
Ober-/Unterhitze: etwa 180 °C – Heißluft: etwa 160 °C

3. Unter die fast erkaltete Masse mit einem Mixer (Rührstäbe) auf höchster Stufe Aroma, Zimt, Nelken und Eiweiß rühren. Mehl mit Backpulver mischen. Zwei Drittel davon portionsweise auf mittlerer Stufe kurz unterrühren. Den Teigbrei mit dem restlichen Mehlgemisch auf einer bemehlten Arbeitsfläche zu einem Teig verkneten und anschließend etwa ½ cm dick ausrollen.

4. Aus der Teigplatte Sterne ausstechen und mit etwas Abstand auf Backbleche (mit Backpapier belegt) legen. Die Teigsterne mit verschlagener Eigelbmilch bestreichen. Die Backbleche nacheinander (bei Heißluft zusammen) in den vorgeheizten Backofen schieben. **Die Sterne etwa 10 Minuten je Backblech backen.**

5. Die Gebäcksterne mit dem Backpapier von den Backblechen auf Kuchenroste ziehen. Achtung: Sehr heiß, Topflappen verwenden! Gebäcksterne erkalten lassen.

6. Für die Mützen Marzipan mit 40 g Puderzucker verkneten, zwischen Frischhaltefolie so dünn ausrollen, dass 15 Kreise ausgestochen werden können. Die Marzipankreise jeweils vierteln.

7. Restlichen Puderzucker (25 g) mit Zitronensaft zu einer dickflüssigen Masse verrühren. Jeweils eine Sternspitze mit dem Guss bestreichen, mit je einem Marzipanviertel (die runde Seite nach unten) einschlagen und etwas andrücken. Die Marzipanspitze leicht seitwärts biegen.

8. Für die Gesichter Puderzucker mit Zitronensaft dünnflüssig verrühren, Guss halbieren. Eine Hälfte mit roter Speisefarbe färben. Weißen und roten Guss in je ein Pergamentpapiertütchen füllen und je eine Spitze abschneiden. Mit dem weißen und roten Guss Gesichter aufspritzen. Nikoläuse mit dem restlichen Guss verzieren und mit Zuckerperlen garnieren. Guss trocknen lassen.

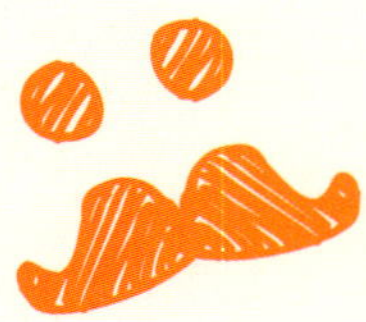

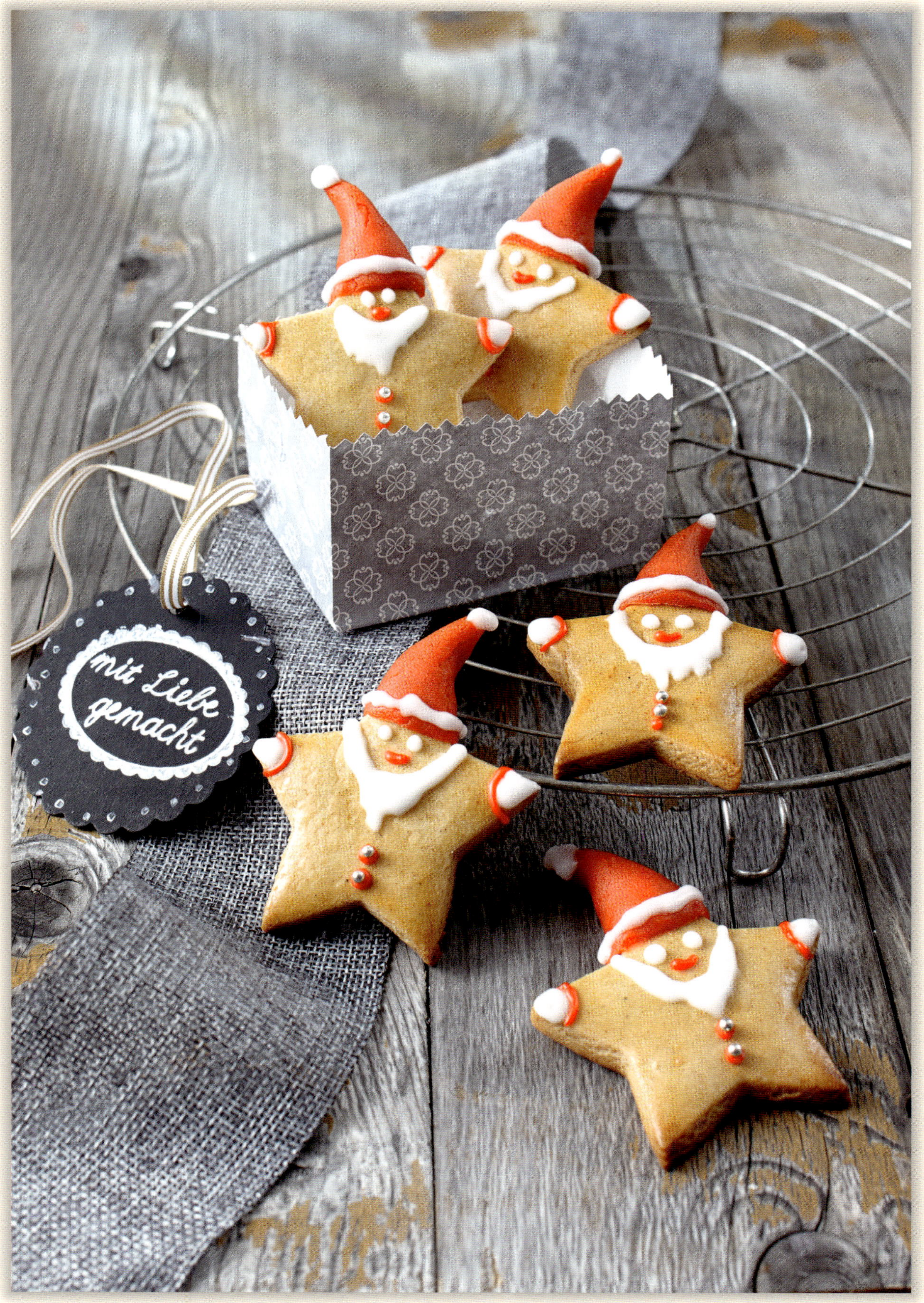
mit Liebe gemacht

Lebkuchenherzen

ZUTATEN FÜR 30–80 STÜCK (JE NACH GRÖSSE)

FÜR DEN TEIG:
200 g flüssiger Honig
80 g brauner Zucker
125 g Butter
500 g Weizenmehl
4 gestr. TL Backpulver
1 TL gem. Zimt
½ TL gem. Gewürznelken
⅓ TL gem. Anis
⅓ TL gem. Kardamom
⅓ TL gem. Koriander
1 Msp. ger. Muskatnuss
2 Eier (Größe M)

FÜR DEN GUSS:
100 g Puderzucker
3–4 TL Zitronensaft

ZUSÄTZLICH:
3 Ausstecher in Herzform (Ø 4 ½ cm, 6 cm und 9 cm), je nach Größe ergeben sich 30–80 Plätzchen
Einweg-Spritzbeutel

ZUBEREITUNGSZEIT:
etwa 90 Minuten, ohne Kühlzeit

BACKZEIT:
13–15 Minuten je Backblech

HALTBARKEIT:
3–4 Wochen

1. Für den Teig Honig, Zucker und Butter in einen Topf geben und erwärmen, bis sich der Zucker gelöst hat. Die Honig-Zucker-Masse in eine Rührschüssel füllen und erkalten lassen.

2. Mehl, Backpulver und Gewürze mischen und mit den Eiern zu der Honig-Zucker-Masse geben. Die Zutaten mit einem Mixer (Knethaken) zu einem glatten Teig verkneten. Den Teig auf einer bemehlten Arbeitsfläche flach formen und in Frischhaltefolie gewickelt etwa 90 Minuten in den Kühlschrank legen.

3. Den Backofen vorheizen.
Ober-/Unterhitze: etwa 180 °C – Heißluft: etwa 160 °C

4. Den Teig auf einer leicht bemehlten Arbeitsfläche portionsweise nochmals gut durchkneten und knapp ½ cm dick ausrollen, Herzen ausstechen und auf Backbleche (gefettet, mit Backpapier belegt) legen.

5. Die Backbleche nacheinander (bei Heißluft zusammen) in den vorgeheizten Backofen schieben. **Die Lebkuchenherzen 13–15 Minuten je Backblech backen.**

6. Die Lebkuchenkerzen mit dem Backpapier von den Backblechen auf Kuchenroste ziehen. Achtung: Sehr heiß, Topflappen verwenden! Lebkuchen erkalten lassen.

7. Für den Guss Puderzucker und Zitronensaft zu einem dickflüssigen Guss verrühren, in einen Einweg-Spritzbeutel füllen und eine kleine Spitze abschneiden. Die Lebkuchenherzen in Linien filigran verzieren. Guss trocknen lassen.

Tipp

Anstelle der einzelnen Gewürze kannst du für den Teig auch 2 ½ Teelöffel Lebkuchengewürz nehmen.

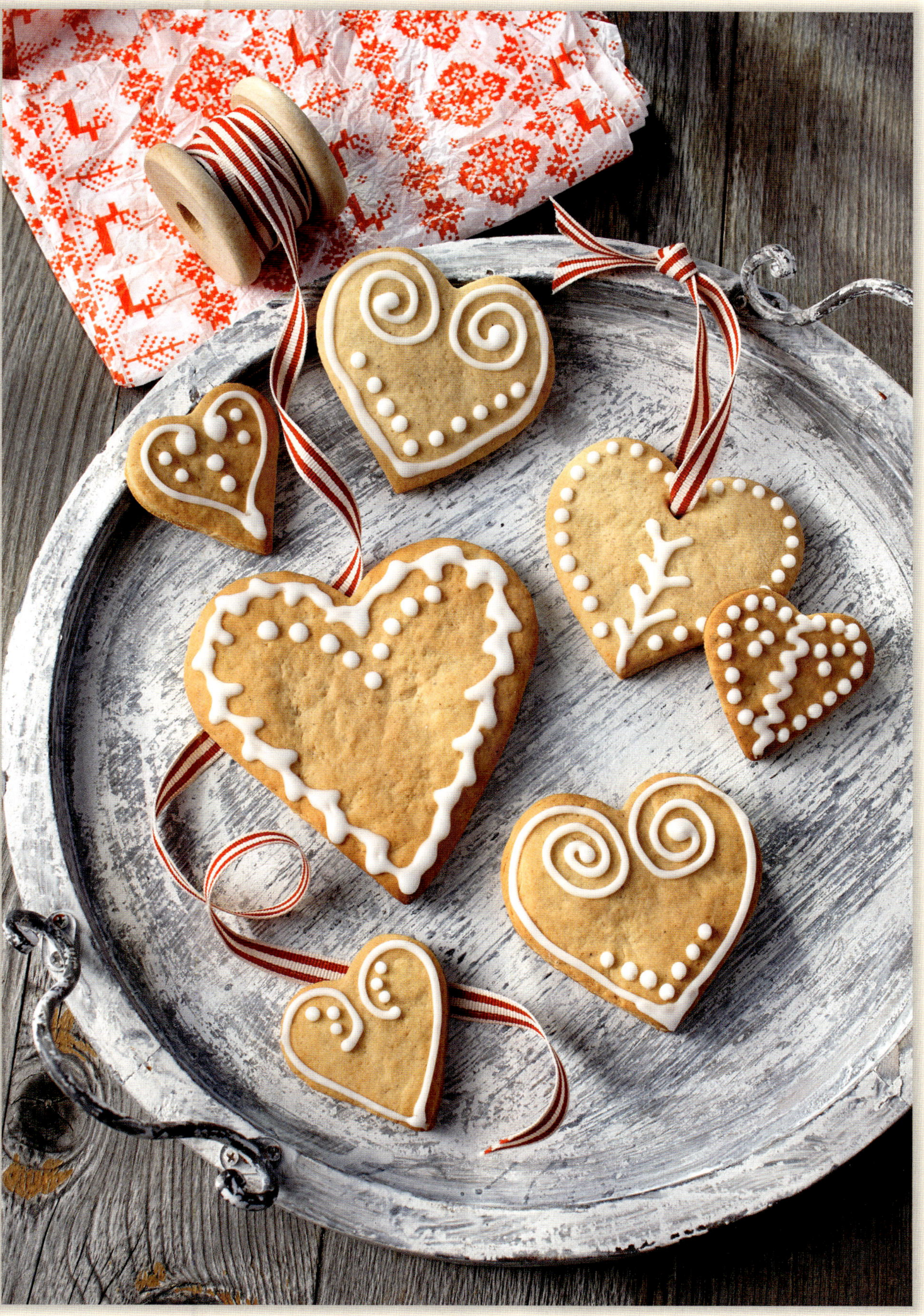

Möhrenlebkuchen

ZUTATEN FÜR 30 STÜCK

FÜR DEN TEIG:

5 Eier (Größe M)
50 g Zucker
4 g Hirschhornsalz
250 g gem. Haselnusskerne
50 g fein gewürfeltes Zitronat (Sukkade)
50 g fein gewürfeltes Orangeat
1 Pck. (15 g) Lebkuchengewürz
125 g fein geraspelte Möhren
100 g Weizenmehl
100 g Weizen-Vollkornmehl
etwa 30 Oblaten (Ø 7 cm)

ZUM GARNIEREN:

etwa 30 ganze Haselnusskerne
etwa 5 getrocknete Soft-Aprikosen
125 g dunkle Kuchenglasur
100 g Kuchenglasur Haselnuss

ZUSÄTZLICH:

1 Ausstecher in Sternform, sehr klein (Ø 1–1 ½ cm)
1 Gefrierbeutel

›››››››››››››››››››››››

ZUBEREITUNGSZEIT:

etwa 45 Minuten, ohne Kühlzeit

BACKZEIT:

etwa 20 Minuten

1. Für den Teig Eier, Zucker und Hirschhornsalz mit einem Mixer (Rührstäbe) auf höchster Stufe schaumig rühren. Haselnusskerne, Zitronat, Orangeat, Gewürz, Möhren und beide Mehlsorten hinzufügen. Die Zutaten auf niedrigster Stufe unterrühren. Den Teig zugedeckt über Nacht in den Kühlschrank stellen.

2. Den Backofen vorheizen.
Ober-/Unterhitze: etwa 200 °C – Heißluft: etwa 180 °C

3. Auf je 1 Oblate einen gehäuften Esslöffel Teig geben, mit einem in Wasser getauchten Messer kuppelförmig verstreichen.

4. Die Lebkuchen auf ein Backblech (mit Backpapier belegt) legen. Das Backblech in den vorgeheizten Backofen schieben. **Die Möhrenlebkuchen etwa 20 Minuten backen.**

5. Die Möhrenlebkuchen mit dem Backpapier vom Backblech auf einen Kuchenrost ziehen. Achtung: Sehr heiß, Topflappen verwenden! Möhrenlebkuchen erkalten lassen.

6. Zum Garnieren Haselnusskerne halbieren. Aus den Aprikosen mit der Ausstechform Sternchen ausstechen. 100 g dunkle Glasur und 100 g Haselnussglasur getrennt nach Packungsanleitung schmelzen.

7. Eine Hälfte der Lebkuchen mit der dunklen Glasur, die andere Hälfte mit der Haselnussglasur bestreichen. Die dunklen Lebkuchen sofort mit halbierten Haselnusskernen und Aprikosensternchen garnieren. Glasuren trocknen lassen.

8. Die restliche dunkle Glasur schmelzen und in einen kleinen Gefrierbeutel füllen. Eine kleine Ecke abschneiden. Die hellen Lebkuchen mit Glasurspiralen garnieren und trocknen lassen.

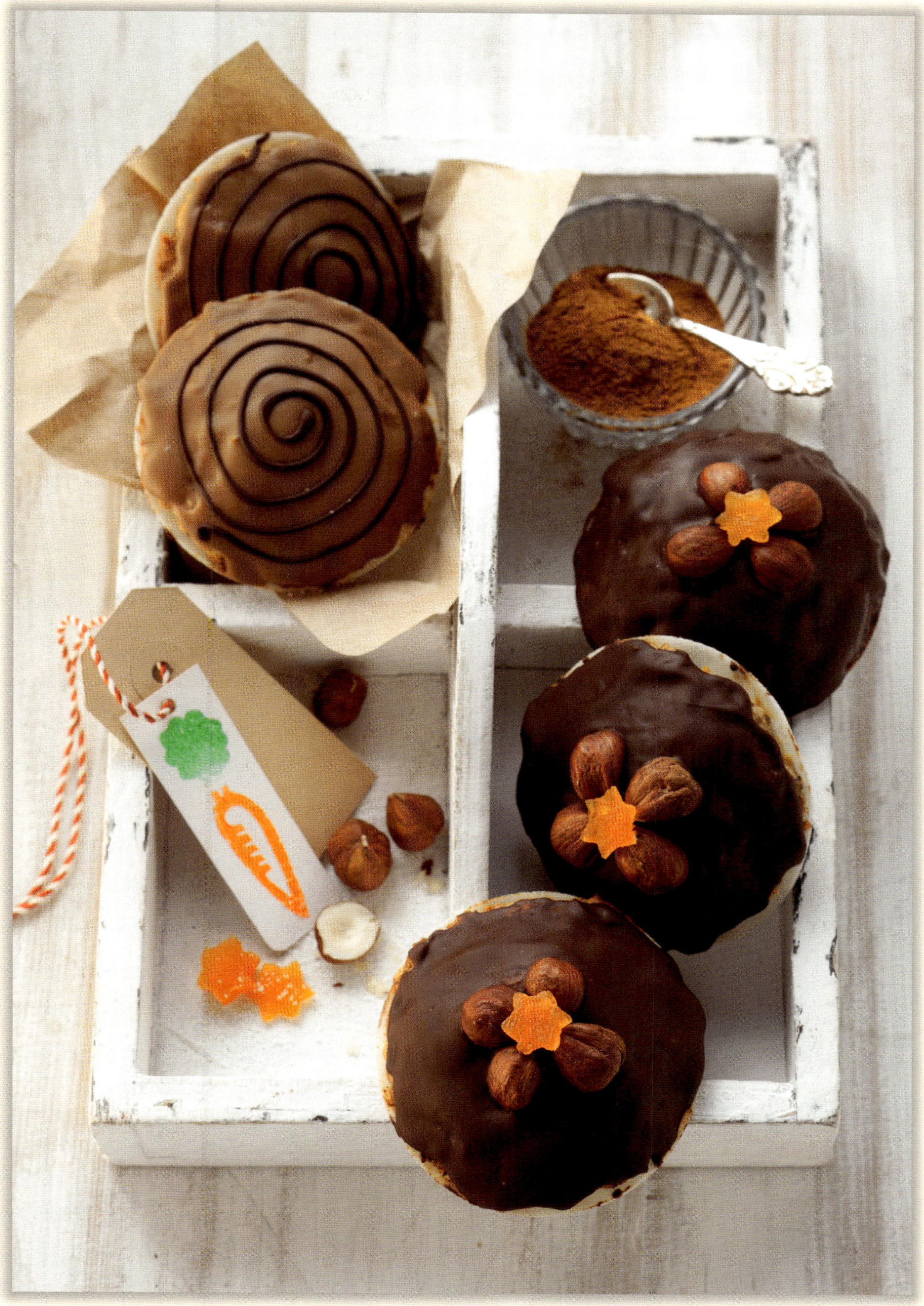

Nikolausstiefel

ZUTATEN FÜR 12 BZW. 25 STÜCK (JE NACH AUSSTECHFORM)

FÜR DEN TEIG:
50 g Butter
3 EL flüssiger Honig
4 EL Wasser
1 Prise Salz
2 Eigelb (Größe M)
1 TL gem. Zimt
1 TL abger. Schale von 1 Bio-Zitrone (unbehandelt, ungewachst)
250 g Weizen-Vollkornmehl
2 gestr. TL Backpulver
100 g gem. Haselnusskerne
75 g fein gehackte, getrocknete Aprikosen

FÜR DEN GUSS:
140 g Puderzucker
3–4 TL Zitronensaft
rote Speisefarbe

ZUSÄTZLICH:
1 Ausstecher in Nikolausstiefel-Form (Größe 6 cm bzw. 12 cm, die große Form ergibt etwa 12 Plätzchen, die kleine etwa 25 Stück.)

ZUBEREITUNGSZEIT:
etwa 45 Minuten, ohne Abkühlzeit

BACKZEIT:
13–15 Minuten je Backblech

1. Den Backofen vorheizen.
Ober-/Unterhitze: etwa 180 °C – Heißluft: etwa 160 °C

2. Für den Teig Butter, Honig, Wasser und Salz in einem Topf erwärmen, bis die Butter geschmolzen ist. Masse in eine Rührschüssel geben und erkalten lassen.

3. Eigelb, Zimt, Zitronenschale, Mehl, Backpulver, Haselnusskerne und Aprikosenstückchen hinzufügen. Die Zutaten mit einem Mixer (Knethaken) zunächst kurz auf niedrigster, dann auf höchster Stufe zu einem glatten Teig verkneten.

4. Den Teig auf der leicht bemehlten Arbeitsfläche etwa 1 cm dick ausrollen. Aus der Teigplatte Nikolausstiefel ausstechen und auf zwei Backbleche (gefettet, mit Backpapier belegt) setzen. Die Backbleche nacheinander (bei Heißluft zusammen) in den vorgeheizten Backofen schieben. **Die Nikolausstiefel 13–15 Minuten je Backblech backen.**

5. Die Nikolausstiefel von den Backblechen nehmen und auf Kuchenrosten erkalten lassen. Achtung: Sehr heiß, Topflappen verwenden!

6. Für den Guss Puderzucker mit Zitronensaft zu einem glatten Guss verrühren. Zwei Drittel des Gusses mit roter Speisefarbe einfärben. Mit dem weißen Guss den oberen Rand der Stiefel jeweils mit einem breiten Streifen verzieren. Den restlichen Stiefel mit dem roten Puderzuckerguss bestreichen. Guss trocknen lassen.

Tipp

Der Puderzuckerguss lässt sich statt mit roter Speisefarbe auch mit gefriergetrocknetem Erdbeerpulver herstellen.

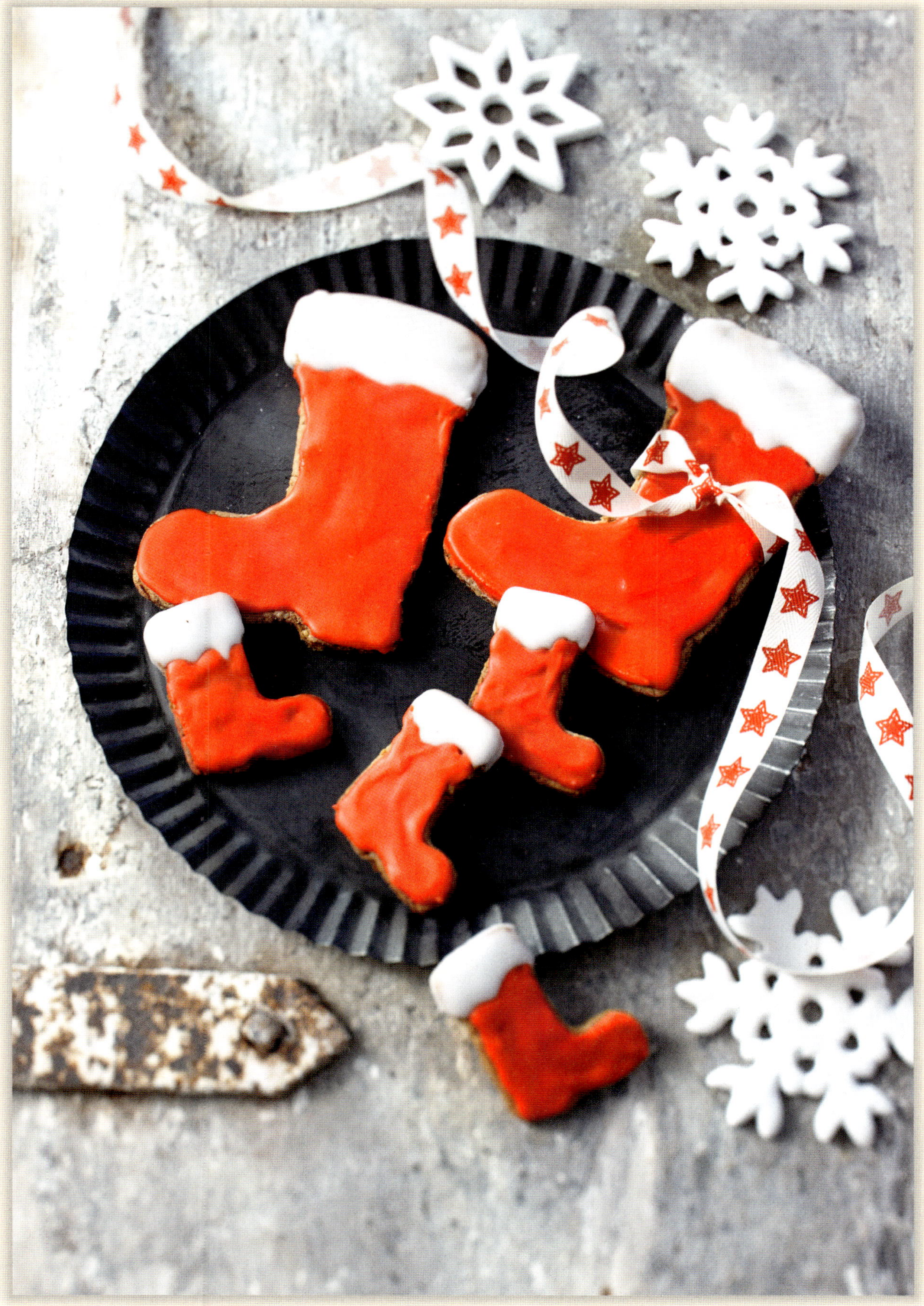

Schneeflöckchen

ZUTATEN FÜR 40 STÜCK

125 g Weizenmehl
50 g Speisestärke
50 g Puderzucker
1 Prise Salz
1 Pck. Vanillin-Zucker
125 g Butter (zimmerwarm)
1 Eiweiß (Größe M)

ZUBEREITUNGSZEIT:
etwa 40 Minuten, ohne Kühlzeit

BACKZEIT:
12–15 Minuten

HALTBARKEIT:
2–3 Wochen

1. Für den Teig Mehl mit Speisestärke in einer Rührschüssel mischen. Restliche Zutaten hinzufügen und mit einem Mixer (Knethaken) zunächst kurz auf niedrigster, dann auf höchster Stufe gut durcharbeiten.

2. Anschließend auf einer leicht bemehlten Arbeitsfläche kurz zu einem Teig verkneten. Den Teig zu Rollen (Ø knapp 2 cm) formen. Die Teigrollen in Frischhaltefolie gewickelt etwa 1 Stunde in den Kühlschrank legen.

3. Den Backofen vorheizen.
Ober-/Unterhitze: etwa 180 °C – Heißluft: etwa 160 °C

4. Die Teigrollen in insgesamt 40 gleich große Scheiben schneiden. Die Teigscheiben zu Kugeln formen und auf ein Backblech (mit Backpapier belegt) legen. Dabei genügend Abstand zwischen den Teigkugeln lassen.

5. Die Teigkugeln mit einer Gabel flach drücken, sodass ein Muster entsteht. Die Gabel dabei zwischendurch in Mehl tauchen. Das Backblech in den vorgeheizten Backofen schieben. **Die Schneeflöckchen 12–15 Minuten backen.**

6. Die Schneeflöckchen mit dem Backpapier auf einen Kuchenrost ziehen. Achtung: Sehr heiß, Topflappen verwenden! Die Plätzchen erkalten lassen.

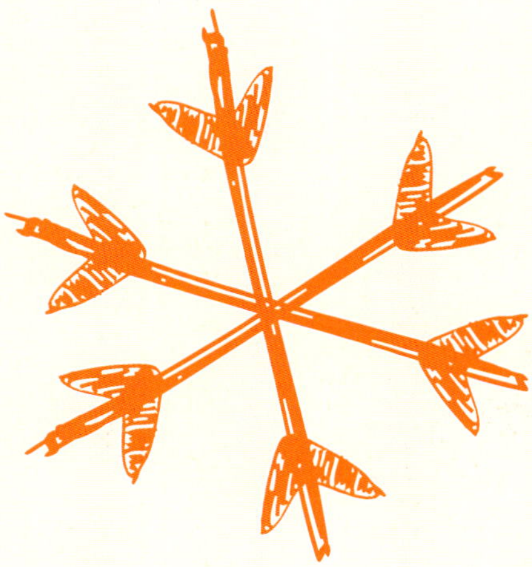

Tipp

Bestäube die Plätzchen zusätzlich mit Puderzucker.

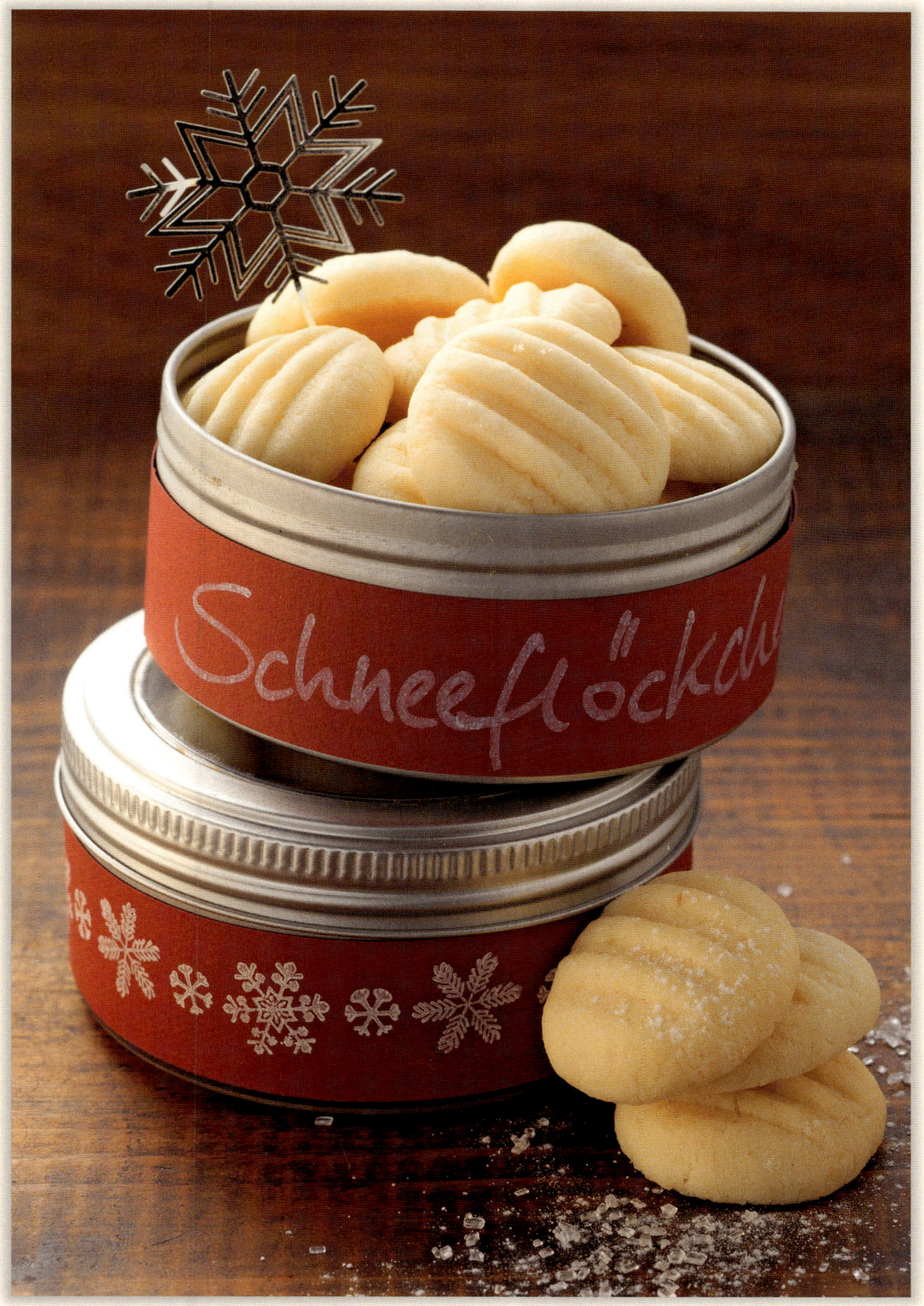
Schneeflöckch

Schneemannkekse

ZUTATEN FÜR 40 STÜCK

FÜR DEN KEKSTEIG:
140 g Weizenmehl
½ gestr. TL Backpulver
50 g Puderzucker
1 Eiweiß (Größe M)
2 TL fein abger. Schale von 1 Bio-Zitrone (unbehandelt, ungewachst)
1 TL Vanillepaste
75 g Butter oder Margarine (gut gekühlt)

FÜR DIE GLASUR:
150 g Puderzucker

ZUM GARNIEREN:
20 Marshmellows
80 Mini-Schokolinsen
orange und braune Zuckerschrift

ZUSÄTZLICH:
4 Bögen Backpapier
1 runder Ausstecher (Ø etwa 6 cm)

ZUBEREITUNGSZEIT:
etwa 30 Minuten, ohne Kühlzeit

BACKZEIT:
etwa 10 Minuten je Backblech

1. Für den Teig Mehl mit Backpulver und Puderzucker in einer Rührschüssel mischen. Die Hälfte von dem Eiweiß, Zitronenschale, Vanillepaste und Butter oder Margarine hinzufügen. Die Zutaten mit einem Mixer (Knethaken) zunächst kurz auf niedrigster, dann auf höchster Stufe gut durcharbeiten. Anschließend auf einer leicht bemehlten Arbeitsfläche kurz zu einem Teig verkneten. Teig in 2 Portionen teilen, jeweils in Frischhaltefolie wickeln und etwa 1 Stunde in den Kühlschrank legen.

2. Den Backofen vorheizen.
Ober-/Unterhitze: etwa 180 °C – Heißluft: etwa 160 °C

3. Jede Teigportion zwischen zwei leicht bemehlten Backpa-pierbögen etwa 3 mm dick ausrollen. Die oberen Backpapierbögen abziehen und eins der Teigstücke mithilfe des Backpapiers auf das andere Teigstück stürzen. Das obere Backpapier vorsichtig abziehen. Mit dem Ausstecher aus dem gesamten Teig insgesamt 40 Kekse ausstechen und auf zwei Backblechen (mit Backpapier belegt) verteilen. Die Teigreste wieder zusammenkneten und ausrollen, bis der Teig aufgebraucht ist (falls der Teig klebt, zwi-schendurch immer wieder in den Kühlschrank legen).

4. Die Backbleche nacheinander (bei Heißluft zusammen) in den vorgeheizten Backofen schieben. **Die Kekse etwa 10 Minuten je Backblech backen.**

5. Die Backbleche aus dem Backofen nehmen und auf Kuchenroste stellen. Achtung: Sehr heiß, Topflappen verwenden!

6. Die Kekse mit dem Backpapier jeweils von den Backblechen auf Kuchenroste ziehen und die Kekse erkalten lassen.

7. Für die Glasur Puderzucker sieben. Das restliche halbe Eiweiß mit einem Mixer (Rührstäbe) schaumig schlagen, dann nach und nach den Puderzucker löffelweise unterrühren und die Masse etwa 8 Minuten weiterschlagen, bis sie so steif ist, dass sie Spitzen bildet, wenn man die Rührstäbe herauszieht. Die Marshmallows quer halbieren.

8. Die Kekse dick mit der Zuckerglasur bestreichen, je 1 Marshmallow mit der Schnittfläche nach unten und je 2 Schokolinsen als Knöpfe daraufsetzen. Wenn die Glasur getrocknet ist, mit der Zuckerschrift Hände und ein Gesicht aufmalen.

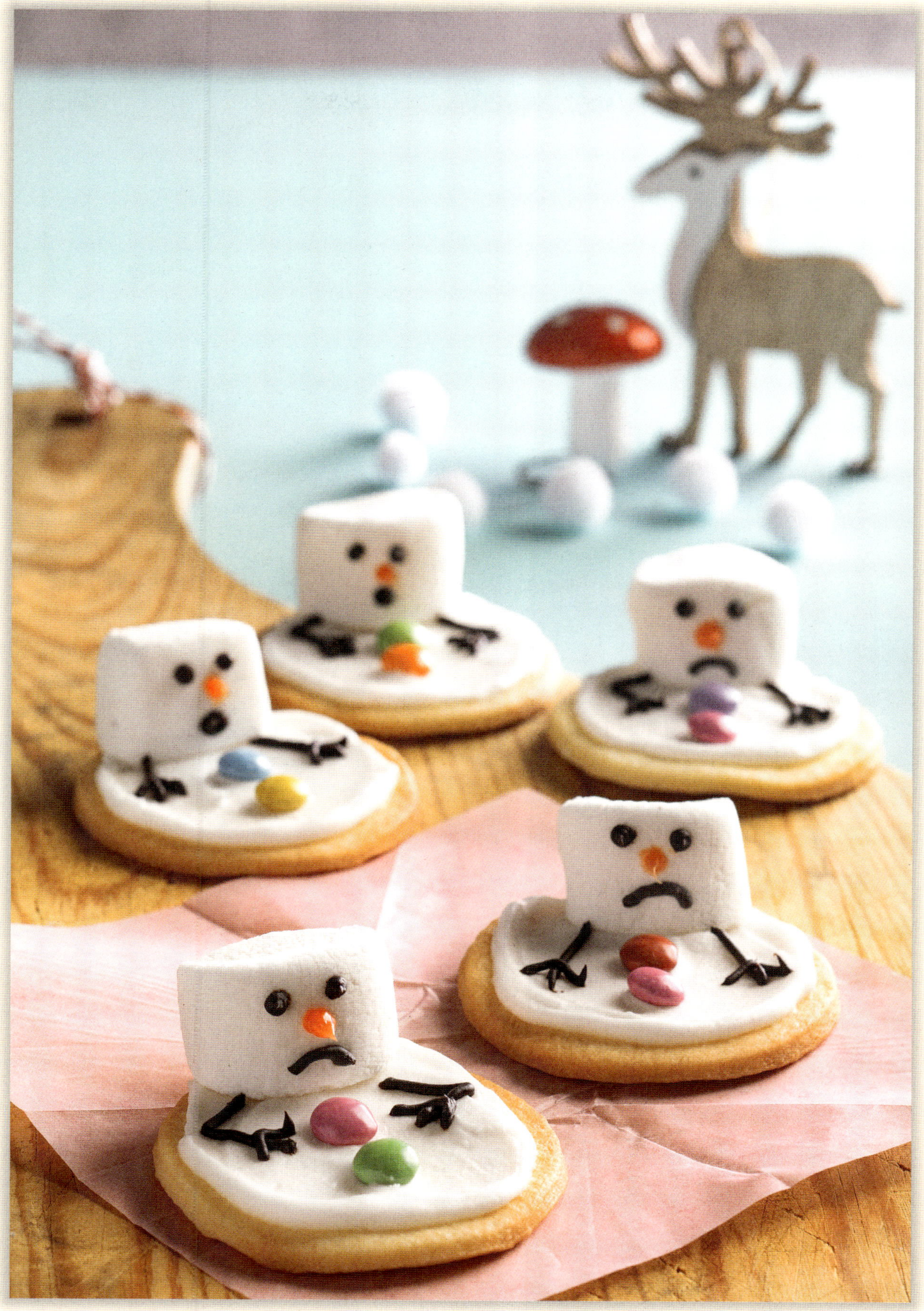

Schokoladen-Spekulatius

ZUTATEN FÜR 30 STÜCK

FÜR DEN KNETTEIG:

250 g Weizenmehl
1 gestr. TL Backpulver
125 g Zucker
1 Pck. Bourbon-Vanille-Zucker
2 Tropfen Bittermandel-Aroma (aus dem Röhrchen)
½ TL gem. Zimt
½ TL gem. Gewürznelken
1 Msp. gem. Anis
1 Prise Salz
1 Ei (Größe M)
100 g Butter oder Margarine (zimmerwarm)
50 g abgezogene, gem. Mandeln

FÜR DEN GUSS:

200 g Zartbitter-Kuvertüre (etwa 50 % Kakaoanteil)
2 TL Speiseöl

ZUSÄTZLICH:

Ausstecher oder Holz- oder Metallmodel (Spekulatiusgröße 6–7 cm)

ZUBEREITUNGSZEIT:

etwa 80 Minuten, ohne Kühl- und Trockenzeit

BACKZEIT:

10–12 Minuten je Backblech

HALTBARKEIT:

etwa 3 Wochen

1. Für den Teig Mehl mit Backpulver in einer Rührschüssel mischen. Zucker, Vanille-Zucker, Aroma, Gewürze, Salz, Ei und Butter oder Margarine hinzufügen. Die Zutaten mit einem Mixer (Knethaken) zunächst kurz auf niedrigster, dann auf höchster Stufe gut durcharbeiten. Die Mandeln unterarbeiten.

2. Anschließend auf der leicht bemehlten Arbeitsfläche kurz zu einem Teig verkneten. Den Teig flach formen und in Frischhaltefolie gewickelt etwa 20 Minuten in den Kühlschrank legen.

3. Den Backofen vorheizen.
Ober-/Unterhitze: etwa 180 °C – Heißluft: etwa 160 °C

4. Den Teig auf der leicht bemehlten Arbeitsfläche dünn ausrollen. Aus dem Teig entweder mit beliebigen Formen Motive ausstechen oder den Teig in die Model (Holzmodel sehr gut bemehlt) drücken, den überstehenden Teig abschneiden und die Teigspekulatius aus den Modeln schlagen. Alle Spekulatius mit etwas Abstand auf Backbleche (mit Backpapier belegt) legen. Die Backbleche nacheinander (bei Heißluft zusammen) in den vorgeheizten Backofen schieben. **Die Spekulatius 10–12 Minuten je Backblech backen.**

5. Die Spekulatius mit dem Backpapier von den Backblechen auf Kuchenroste ziehen. Achtung: Sehr heiß, Topflappen verwenden! Spekulatius erkalten lassen.

6. Für den Guss Kuvertüre in kleine Stücke hacken, mit Speiseöl in einem Topf im Wasserbad bei schwacher Hitze unter Rühren schmelzen. Spekulatius mit der Rückseite oder dem unteren Viertel in die Kuvertüre tauchen, abstreifen und zum Trocknen auf Backpapier setzen.

Tipp

Spekulatius-Model findest du im Fachhandel oder in Online-Shops.

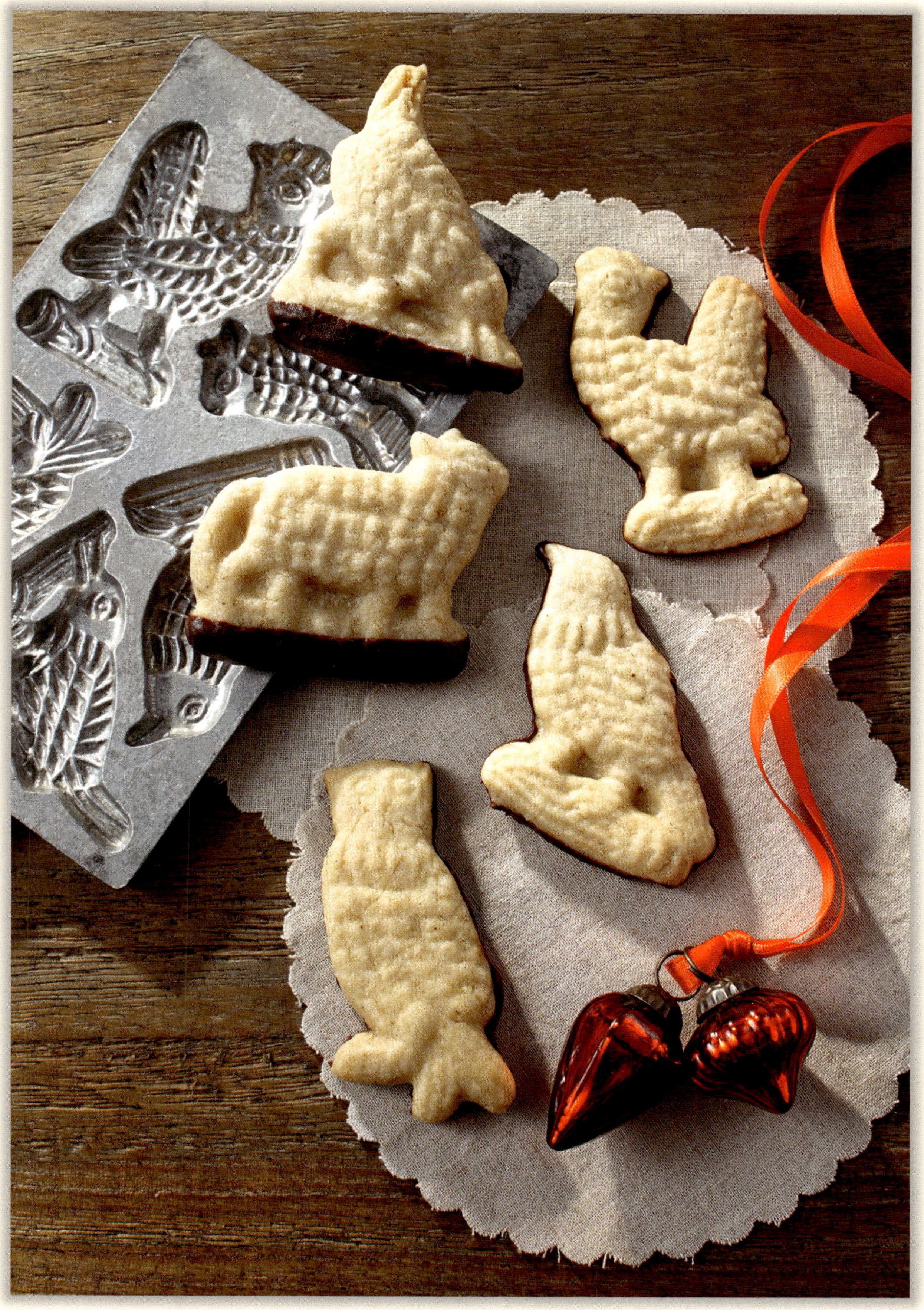

Springerle

ZUTATEN FÜR 15–30 STÜCK (JE NACH GRÖSSE DER STEMPEL)

FÜR DEN TEIG:
2 Eier (Größe M)
200 g Puderzucker
1 Pck. Vanillin-Zucker
275 g Weizenmehl
1 Msp. Backpulver
etwa 10 g Anissamen

ZUSÄTZLICH:
Keksstempel
runde Ausstecher oder Gläser in Größe der Stempel
etwas Weizenmehl

›››››››››››››››››››››››

ZUBEREITUNGSZEIT:
etwa 60 Minuten, ohne Trockenzeit

BACKZEIT:
etwa 45 Minuten je Backblech

1. Für den Teig die Eier mit einem Mixer (Rührstäbe) auf höchster Stufe in 1 Minute schaumig schlagen. Puderzucker mit Vanillin-Zucker mischen, in 1 Minute unter Rühren einstreuen, dann noch etwa 2 Minuten schlagen.

2. Mehl mit Backpulver mischen, die Hälfte davon auf die Eiercreme geben und kurz auf niedrigster Stufe unterrühren. Nochmals so viel des Mehlgemisches auf die gleiche Weise unterarbeiten, dass ein fester Brei entsteht.

3. Den Teigbrei auf der bemehlten Arbeitsfläche mit dem restlichen Mehlgemisch verkneten. Sollte er kleben, noch etwas Mehl unterkneten.

4. Den Teig auf der leicht bemehlten Arbeitsfläche etwa 1 cm dick ausrollen. Die Teigplatte ganz dünn mit Mehl bestäuben. Einen Keksstempel in Mehl drücken, etwas abklopfen und anschließend in die Teigplatte drücken. Dann mit einer runden Ausstechform oder einem Glas einen Keks ausstechen. Auf diese Weise weitere Springerle herstellen. Dabei den Stempel immer wieder bemehlen und darauf achten, dass das Mehl nicht in den Vertiefungen des Stempels hängen bleibt. Die Teigreste wieder zusammenkneten, erneut ausrollen und weitere Springerle herstellen – so oft, bis der Teig aufgebraucht ist.

5. Die Springerle auf Backbleche (mit Backpapier belegt, mit Anissamen bestreut) legen und in einem mäßig warmen Raum etwa 24 Stunden trocknen lassen (dabei die Backbleche nicht übereinanderstellen!).

6. Den Backofen vorheizen.
Ober-/Unterhitze: etwa 120 °C – Heißluft: etwa 100 °C

7. Die Backbleche nacheinander (bei Heißluft zusammen) in den vorgeheizten Backofen schieben. **Springerle etwa 45 Minuten je Backblech backen.** Da die Oberfläche des Gebäcks weiß bleiben soll, die Springerle nach etwa 20 Minuten Backzeit mit Backpapier abdecken.

8. Die Backbleche auf Kuchenroste stellen. Achtung: Sehr heiß, Topflappen verwenden! Die Springerle einige Tage offen an der Luft stehen lassen, damit sie weich werden, dann in eine gut schließende Blechdose legen.

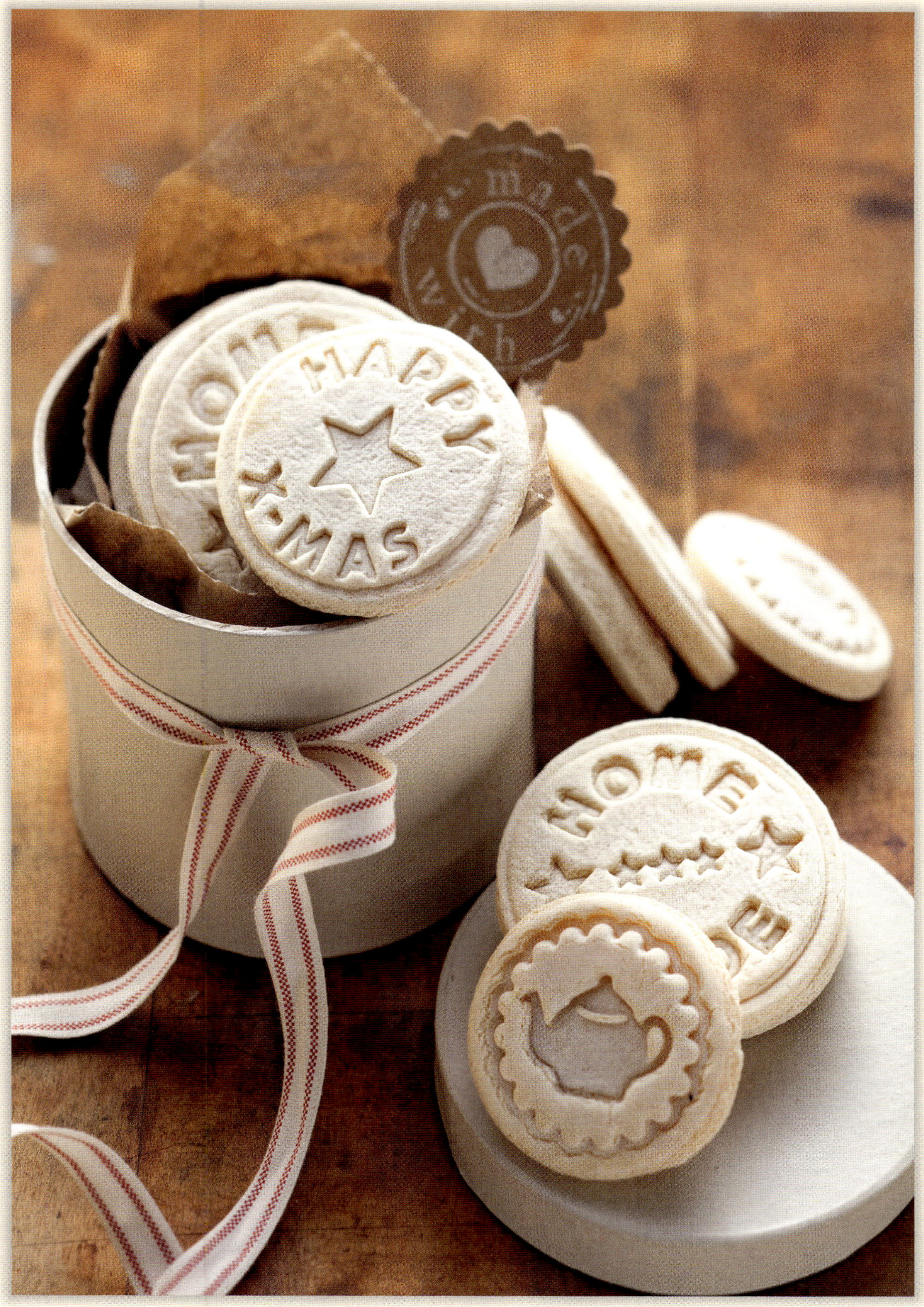
made with
HAPPY X-MAS
HOME

Vanille-Schoko-Kipferl

ZUTATEN FÜR 60 STÜCK

FÜR DEN KNETTEIG:
200 g Weizenmehl
1 Msp. Backpulver
70 g Zucker
1 Pck. Bourbon-Vanille-Zucker
25 g gesiebter Backkakao
2 Eigelb (Größe M)
170 g Butter oder Margarine (zimmerwarm)
100 g abgezogene, gem. Mandeln

ZUM BESTÄUBEN:
25 g Puderzucker
1 Pck. Bourbon-Vanille-Zucker

ZUBEREITUNGSZEIT:
etwa 70 Minuten, ohne Kühlzeit

BACKZEIT:
etwa 10 Minuten je Backblech

1. Für den Teig Mehl mit Backpulver in einer Rührschüssel mischen. Zucker, Vanille-Zucker, Kakao, Eigelb, Butter oder Margarine und Mandeln hinzufügen. Die Zutaten mit einem Mixer (Knethaken) zunächst kurz auf niedrigster, dann auf höchster Stufe gut durcharbeiten. Anschließend auf der leicht bemehlten Arbeitsfläche kurz zu einem Teig verkneten. Den Teig in 2 Portionen teilen. Jede Teigportion in Frischhaltefolie gewickelt etwa 30 Minuten in den Kühlschrank legen.
2. Den Backofen vorheizen.
Ober-/Unterhitze: etwa 180 °C – Heißluft: etwa 160 °C
3. Eine Teigportion zunächst zu fingerdicken Rollen formen und in etwa 6 cm lange Stücke schneiden. Die Teigstücke an den Enden etwas dünner rollen, einzeln auf Backbleche (gefettet, mit Backpapier belegt) legen und zu Hörnchen formen. Dabei genügend Abstand zwischen den Hörnchen lassen.
4. Die zweite Teigportion auf die gleiche Weise zubereiten. Die Backbleche nacheinander (bei Heißluft zusammen) in den vorgeheizten Backofen schieben. **Die Kipferl etwa 10 Minuten je Backblech backen.**
5. Zum Bestäuben Puderzucker mit Vanille-Zucker mischen. Die Kipferl mit dem Backpapier von den Backblechen auf Kuchenroste ziehen. Achtung: Sehr heiß, Topflappen verwenden! Die warmen Kipferl mit der Puderzuckermischung bestäuben und erkalten lassen.

Tipp

Für noch mehr Schokogeschmack: 150 g Zartbitter-Kuvertüre und 150 g weiße Kuvertüre hacken, getrennt mit je 1 Teelöffel Speiseöl in kleinen Schüsseln im Wasserbad bei schwacher Hitze unter Rühren schmelzen. Je ein Ende der Kipferl in dunkle Kuvertüre tauchen, das andere Ende in weiße Kuvertüre. Kipferl auf Backpapier setzen und trocknen lassen.

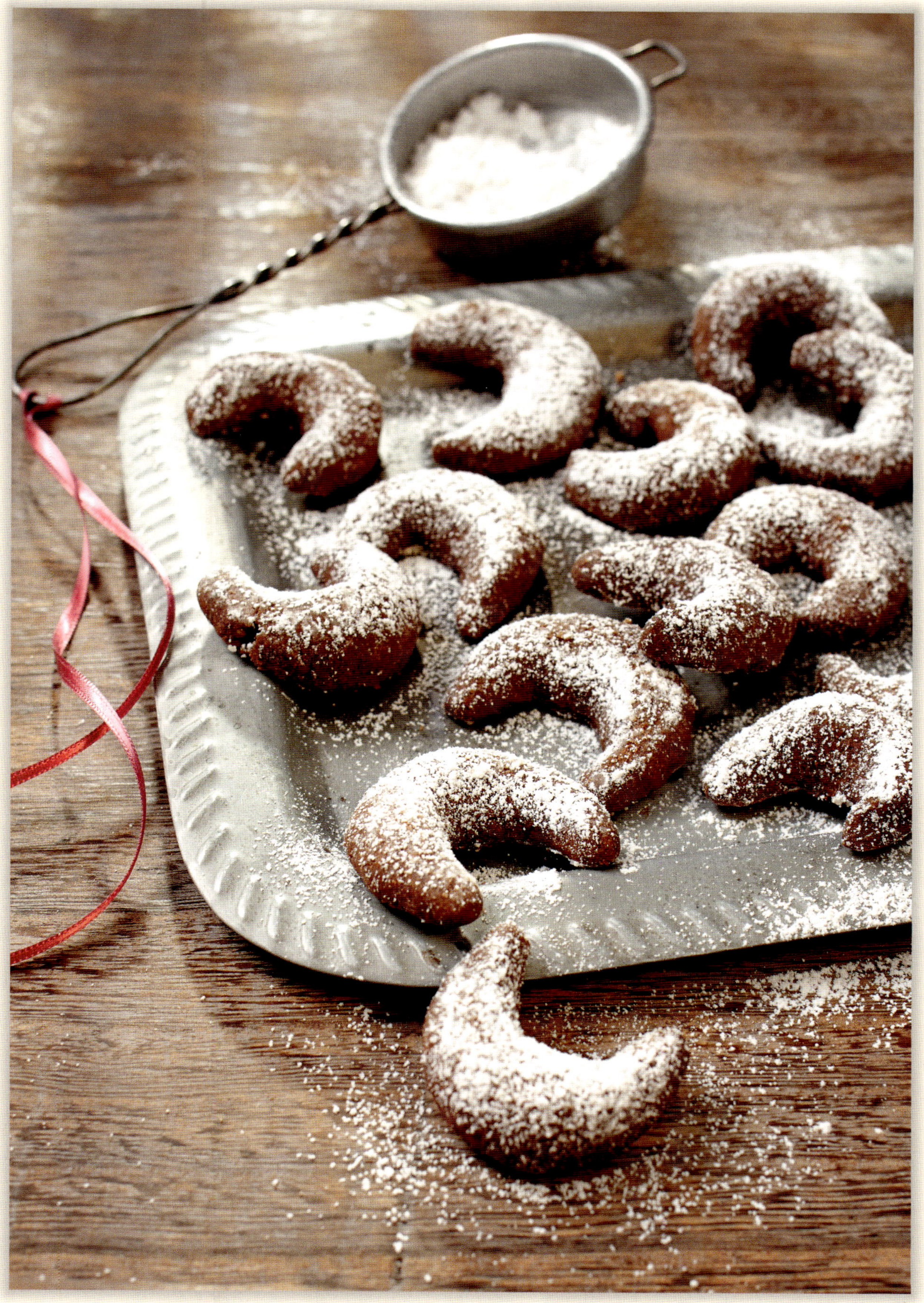

Verschneite Knuspertannen

OHNE BACKEN

ZUTATEN FÜR 15 STÜCK

FÜR DIE KNUSPERBÄUME:
50 g Butter
50 g Zucker
60 g Kokosraspel
200 g Knusper-Früchte-Müsli mit weniger Zucker
400 g weiße Kuvertüre

ZUM BESTÄUBEN:
2 EL Puderzucker

ZUSÄTZLICH:
Backpapier
1 kg Zucker

ZUBEREITUNGSZEIT:
etwa 50 Minuten, ohne Kühlzeit

1. Zum Vorbereiten für die Tannenformen 15 Bögen (je 19 x 19 cm) aus Backpapier zuschneiden. Die Bögen jeweils zu spitz zulaufenden Tüten formen. Dabei müssen die Spitzen möglichst dicht geschlossen sein. Die Tüten mit einem Tacker fest zusammentackern. Die Spitzen ganz leicht umknicken. Die Tüten aufrecht in eine mit Zucker gefüllte Schüssel stellen, sodass sie nicht umfallen können.

2. Für die Knuspertannen die Butter in einer Pfanne bei mittlerer Hitze zerlassen. Zucker, Kokosraspel und Knusper-Früchte-Müsli hinzufügen und unter ständigem Rühren zartbraun rösten. Die Müsli-Kokos-Mischung auf einem Tablett oder Backblech (mit Backpapier belegt) verteilen und vollständig erkalten lassen.

3. Die Kuvertüre in kleine Stücke hacken. Zwei Drittel davon in einem Topf im Wasserbad bei schwacher Hitze unter Rühren schmelzen. Den Topf aus dem Wasserbad nehmen und die restliche Kuvertüre darin unter Rühren schmelzen. Die Müsli-Kokos-Mischung unterrühren.

4. Die Kuvertüre-Müsli-Masse mit einem Teelöffel vorsichtig in die vorbereiteten Papiertütchen füllen. Dabei die Masse ganz vorsichtig mit einem Löffelstiel bis in die Tütenspitze drücken.

5. Die Schüssel mit den Knuspertannen etwa 1 Stunde in den Kühlschrank stellen. Dann die Knusperbäume vorsichtig aus den Tütchen wickeln.

6. Die Knuspertannen mit Puderzucker bestäuben und dekorativ als winterlichen Märchenwald auf dem Adventskaffeetisch anrichten.

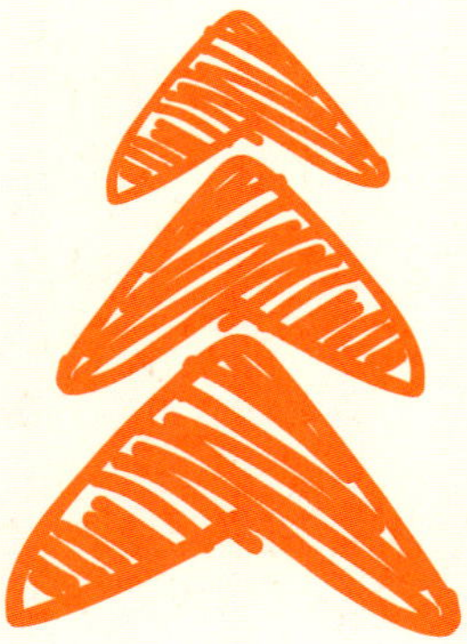

Tipp

Für leckere Knusperpralinen kannst du die Schokoladenmasse auch in kleine Silikonförmchen geben und diese wie beschrieben in den Kühlschrank stellen.

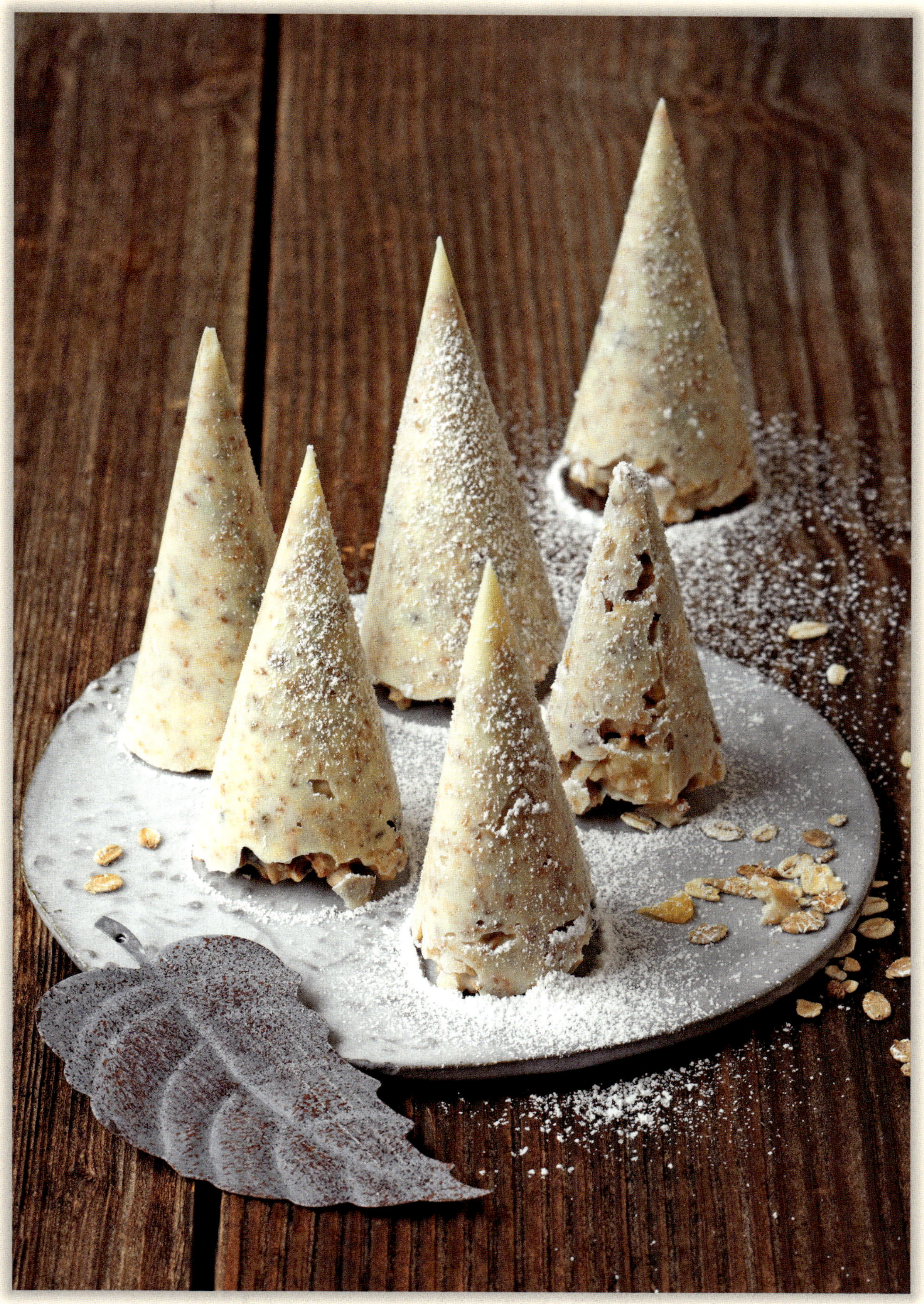

Weihnachtsmann-bäuche

ZUTATEN FÜR 12 STÜCK

FÜR DEN KEKSTEIG:
140 g Weizenmehl
½ gestr. TL Backpulver
50 g Puderzucker
1 Eiweiß (Größe M)
2 TL fein abger. Schale von 1 Bio-Orange (unbehandelt, ungewachst)
75 g Butter oder Margarine (gut gekühlt)

FÜR DIE GLASUR:
150 g Puderzucker
15 Tropfen rote Speisefarbe

ZUSÄTZLICH:
4 Bögen Backpapier
weiße und braune Zuckerschrift
2 runde Keksausstecher (Ø etwa 6 cm und etwa 4 cm)
120 g Mini-Schokolinsen

ZUBEREITUNGSZEIT:
etwa 40 Minuten, ohne Kühlzeit

BACKZEIT:
etwa 10 Minuten

1. Für den Teig Mehl mit Backpulver und Puderzucker in einer Rührschüssel mischen. Die Hälfte vom Eiweiß und die restlichen Zutaten für den Teig hinzufügen und mit einem Mixer (Knethaken) zunächst kurz auf niedrigster, dann auf höchster Stufe gut durcharbeiten. Anschließend auf einer leicht bemehlten Arbeitsfläche kurz zu einem glatten Teig verkneten. Teig in zwei Portionen teilen, jeweils in Frischhaltefolie wickeln und etwa 1 Stunde in den Kühlschrank legen.

2. Den Backofen vorheizen.
Ober-/Unterhitze: etwa 180 °C – Heißluft: etwa 160 °C

3. Jede Portion Teig zwischen zwei leicht bemehlten Backpapierbögen etwa 3 mm dick ausrollen und wie auf Seite 20 Schritt 3 beschrieben aufeinanderlegen. Mit dem großen Ausstecher insgesamt 48 Kekse ausstechen. Die Teigkekse auf Backblechen (jeweils mit Backpapier belegt) verteilen und mit den kleinen Ausstechern aus der Hälfte der Kekse mittig nochmals Kekse ausstechen. Die Teigreste wieder zusammenkneten und ausrollen, bis der Teig aufgebraucht ist (falls der Teig klebt, zwischendurch immer wieder in den Kühlschrank legen). Am Ende solltest du 24 ganze Kekse und 24 Kekse mit Loch in der Mitte haben.

4. Die Backbleche nacheinander (bei Heißluft zusammen) in den vorgeheizten Backofen schieben. **Die Kekse etwa 10 Minuten je Backblech backen.**

5. Die Backbleche auf Kuchenroste stellen. Achtung: Sehr heiß, Topflappen verwenden! Die Kekse mit dem Backpapier von den Backblechen auf Kuchenroste ziehen. Die Kekse erkalten lassen.

6. Für die Glasur Puderzucker sieben. Das restliche halbe Eiweiß mit einem Mixer (Rührstäbe) schaumig schlagen, dann nach und nach den Puderzucker löffelweise unterrühren. Die Masse etwa 8 Minuten weiterschlagen, bis sie so steif ist, dass sie Spitzen bildet, wenn man die Rührstäbe herauszieht.

7. Zum Zusammensetzen der Kekse 12 ganze Kekse auf ein Brett legen. Die Unterseite von 12 Keksringen dünn mit der Zuckerglasur bestreichen, auf die ganzen Kekse legen und leicht andrücken. Mit je einem zweiten Keksring wiederholen. In die restliche Glasur die rote Speisefarbe rühren und die verbliebenen ganzen Kekse damit dünn und gleichmäßig bestreichen. Die Glasur trocknen lassen. Anschließend auf die roten Kekse mit der Zuckerschrift einen Gürtel und Knöpfe aufmalen.

8. Die „Weihnachtsmannbäuche" mit den Mini-Schokolinsen füllen und die roten Deckel darauflegen.

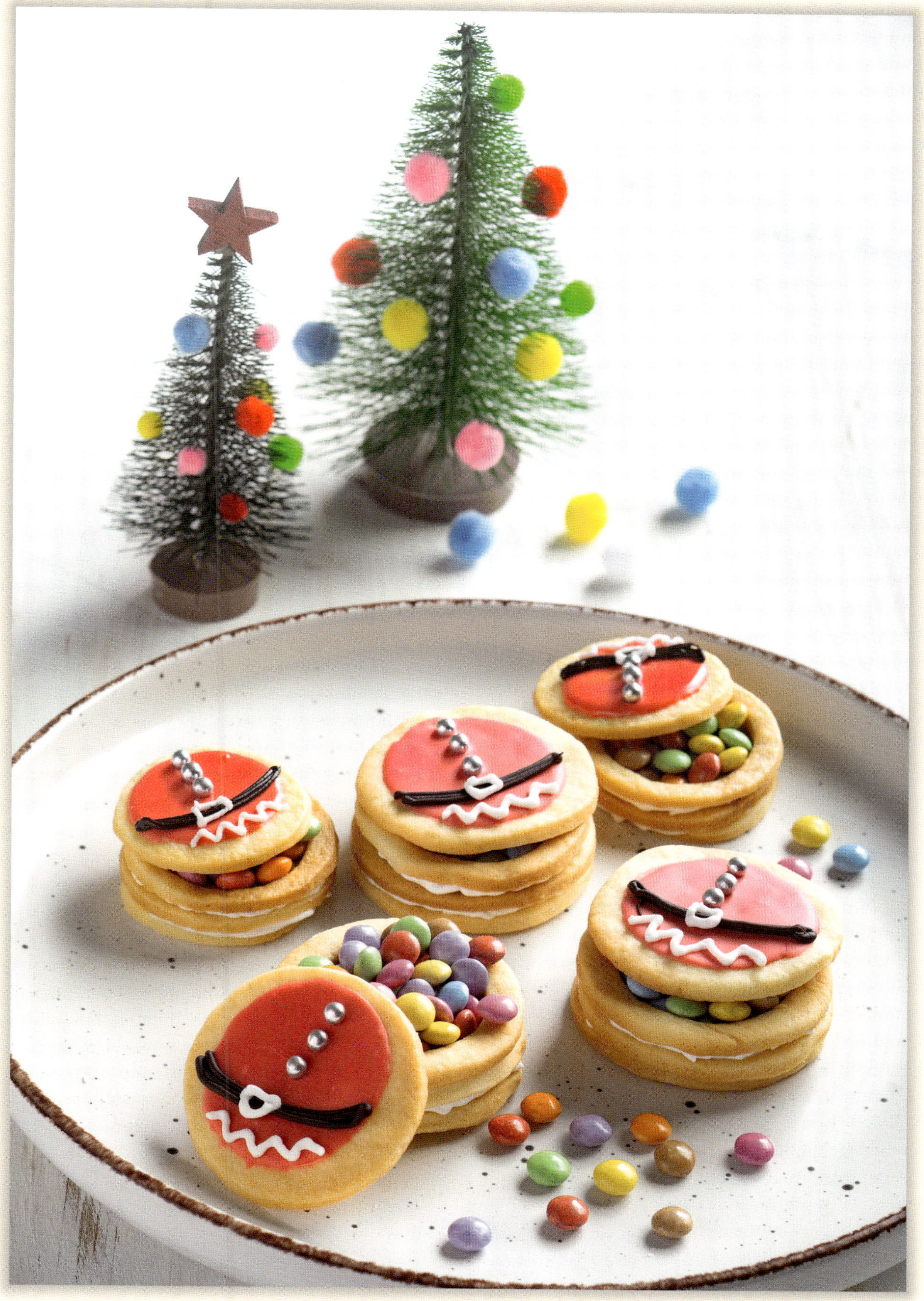

Weiße Dominosteine

ZUTATEN FÜR 60 STÜCK

FÜR DEN TEIG:
100 g flüssiger Honig
40 g Zucker
3 EL Wasser
70 g Butter
1 Ei (Größe M)
2 gestr. TL Lebkuchengewürz
50 g Ananaskonfitüre
200 g Weizenmehl (Type 550)
1 gestr. TL Backpulver
60 g abgezogene, gem. Mandeln

ZUM BESTREICHEN:
150 g Ananaskonfitüre

FÜR DIE FÜLLUNG UND DEN GUSS:
50 g Kokosraspel
1 kleine Bio-Limette (unbehandelt, ungewachst)
300 g Marzipan-Rohmasse
1 EL Puderzucker
800 g weiße Kuvertüre

ZUBEREITUNGSZEIT:
etwa 2 Stunden, ohne Kühlzeit

BACKZEIT:
etwa 20 Minuten

1. Für den Teig Honig mit Zucker und Wasser in einem Topf aufkochen. Den Topf von der Kochstelle nehmen. Die Butter darin unter Rühren zerlassen. Die Masse erkalten lassen.

2. Den Backofen vorheizen.
Ober-/Unterhitze: etwa 180 °C – Heißluft: etwa 160 °C

3. Ei und Lebkuchengewürz zu der Honigmasse geben, mit einem Mixer (Rührstäbe) auf höchster Stufe schaumig schlagen. Konfitüre kurz unterrühren. Mehl mit Backpulver und Mandeln mischen, mit einem Teigschaber unter den Teig heben.

4. Einen Backrahmen (etwa 20 x 30 cm) auf ein Backblech (gefettet, mit Backpapier belegt) stellen. Den Teig in den Backrahmen füllen und glatt streichen. Das Backblech in den vorgeheizten Backofen schieben. **Die Gebäckplatte etwa 20 Minuten backen.**

5. Zum Bestreichen das Backblech auf einen Kuchenrost stellen. Achtung: Sehr heiß, Topflappen verwenden! Die Ananaskonfitüre aufkochen und auf der warmen Gebäckplatte glatt verstreichen. Die Gebäckplatte erkalten lassen.

6. Für die Füllung die Kokosraspel in einer Pfanne ohne Fett unter Wenden goldbraun rösten und auf einen Teller geben. Die Limette heiß abwaschen, abtrocknen, die Schale fein abreiben.

7. Marzipan in Stücke schneiden, mit Kokosraspeln und Limettenschale verkneten. Das Kokosmarzipan auf einer mit Puderzucker bestäubten Arbeitsfläche zu einem Rechteck (etwa 20 x 30 cm) ausrollen und auf die Gebäckplatte legen. Dann die Gebäckplatte vorsichtig aus dem Backrahmen schneiden und in etwa 3 cm große Würfel schneiden.

8. Für den Guss die Kuvertüre in Stücke hacken und in 2-3 Portionen in einem Topf im Wasserbad bei schwacher Hitze unter Rühren schmelzen.

9. Die Dominosteine mit einer Gabel in die Kuvertüre tauchen, dann wieder herausnehmen. Die überschüssige Kuvertüre am Topfrand etwas abklopfen, dann die Dominosteine auf Backbleche (mit Backpapier belegt) setzen und trocknen lassen. Die Kuvertüre zwischendurch evtl. nochmals etwas erwärmen.

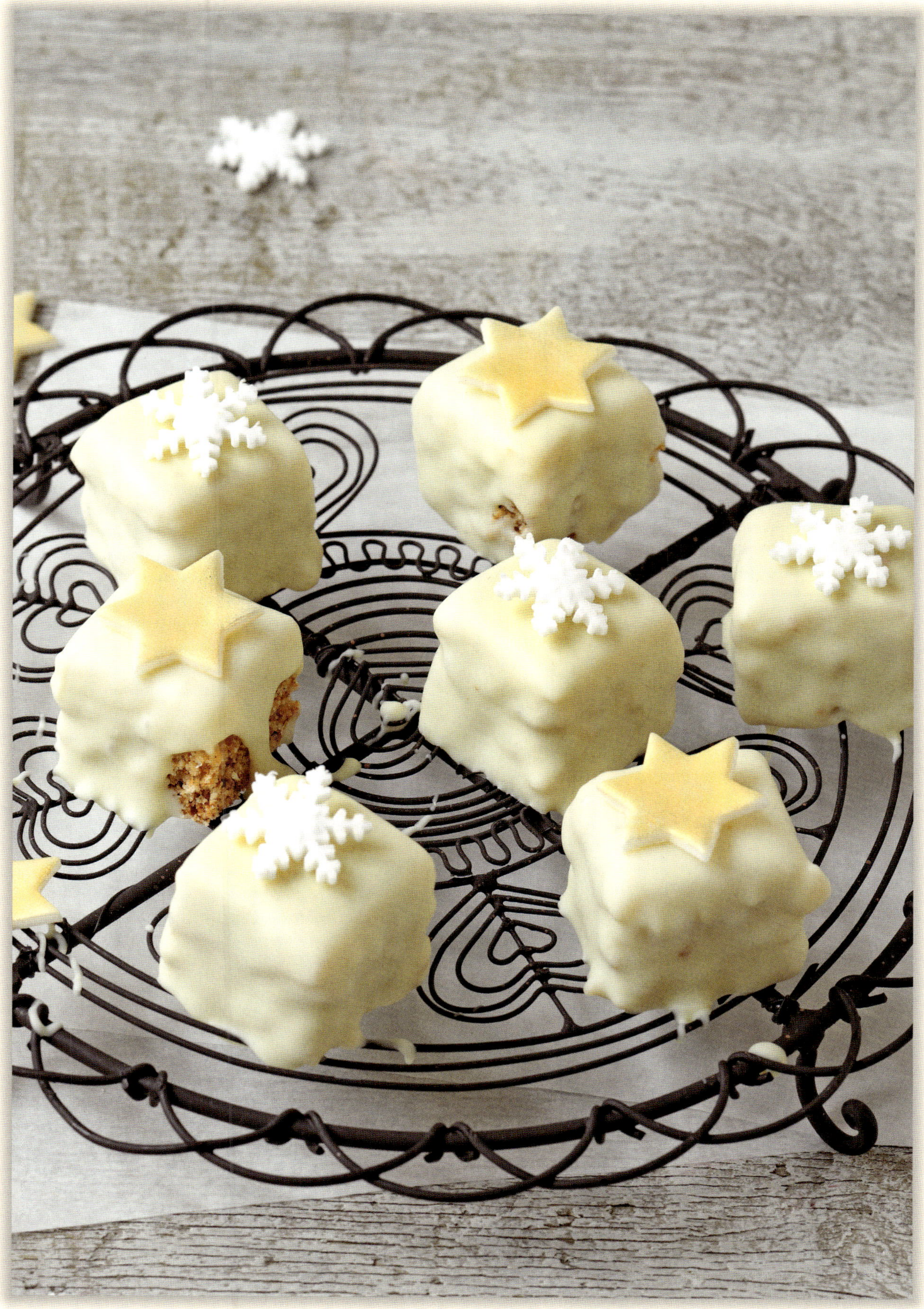

Zimtrollen-Cookies

ZUTATEN FÜR 40 STÜCK

FÜR DIE COOKIES:
250 g Weizenmehl
½ gestr. TL Backpulver
100 g Puderzucker
1 Prise Salz
120 g Butter oder Margarine (gut gekühlt)
1 Eiweiß (Größe M)

ZUM BESTREUEN:
50 g brauner Zucker
3 TL gem. Zimt

ZUSÄTZLICH:
3 Bögen Backpapier

›››››››››››››››››››››››››

ZUBEREITUNGSZEIT:
etwa 25 Minuten, ohne Kühlzeit

BACKZEIT:
etwa 12 Minuten je Backblech

1. Für den Teig Mehl mit Backpulver, Puderzucker und Salz in einer Rührschüssel mischen. Butter oder Margarine und die Hälfte vom Eiweiß hinzufügen. Die Zutaten mit einem Mixer (Knethaken) zunächst kurz auf niedrigster, dann auf höchster Stufe gut durcharbeiten. Anschließend auf einer leicht bemehlten Arbeitsfläche kurz zu einem Teig verkneten. Den Teig in Frischhaltefolie wickeln und etwa 1 Stunde in den Kühlschrank legen.

2. Den Teig zwischen zwei leicht bemehlten Backpapierbögen zu einem 3 mm dicken Quadrat ausrollen. Einen Backpapierbogen abziehen, auf die Arbeitsfläche legen und das Teigquadrat mithilfe des anderen Backpapiers daraufstürzen. Den oberen Backpapierbogen vorsichtig abziehen. Die Ränder oben und unten gerade schneiden, sodass ein gleichmäßiges Teigstück entsteht.

3. Den braunen Zucker mit dem Zimt mischen. Die Teigoberfläche mit der restlichen Hälfte vom Eiweiß dünn bestreichen. Die Zimt-Zucker-Mischung gleichmäßig daraufstreuen. Den Teig von oben nach unten eng aufrollen. Einen Backpapierbogen fest um die Rolle wickeln und etwa 1 Stunde in den Kühlschrank legen.

4. Den Backofen vorheizen.
Ober-/Unterhitze: etwa 180 °C – Heißluft: etwa 160 °C

5. Die kalt gelegte Teigrolle aus dem Backpapier wickeln und die Teigrolle mit einem scharfen Messer in etwa 5 mm breite Scheiben schneiden. Die Teigscheiben auf zwei Backbleche (jeweils mit Backpapier belegt) legen.

6. Die Backbleche nacheinander (bei Heißluft zusammen) in den vorgeheizten Backofen schieben. **Die Cookies etwa 12 Minuten je Backblech backen.**

7. Die Backbleche aus dem Backofen nehmen und auf Kuchenroste stellen. Achtung: Sehr heiß, Topflappen verwenden!

8. Die Cookies mit dem Backpapier von den Backblechen auf Kuchenroste ziehen. Die Cookies erkalten lassen.

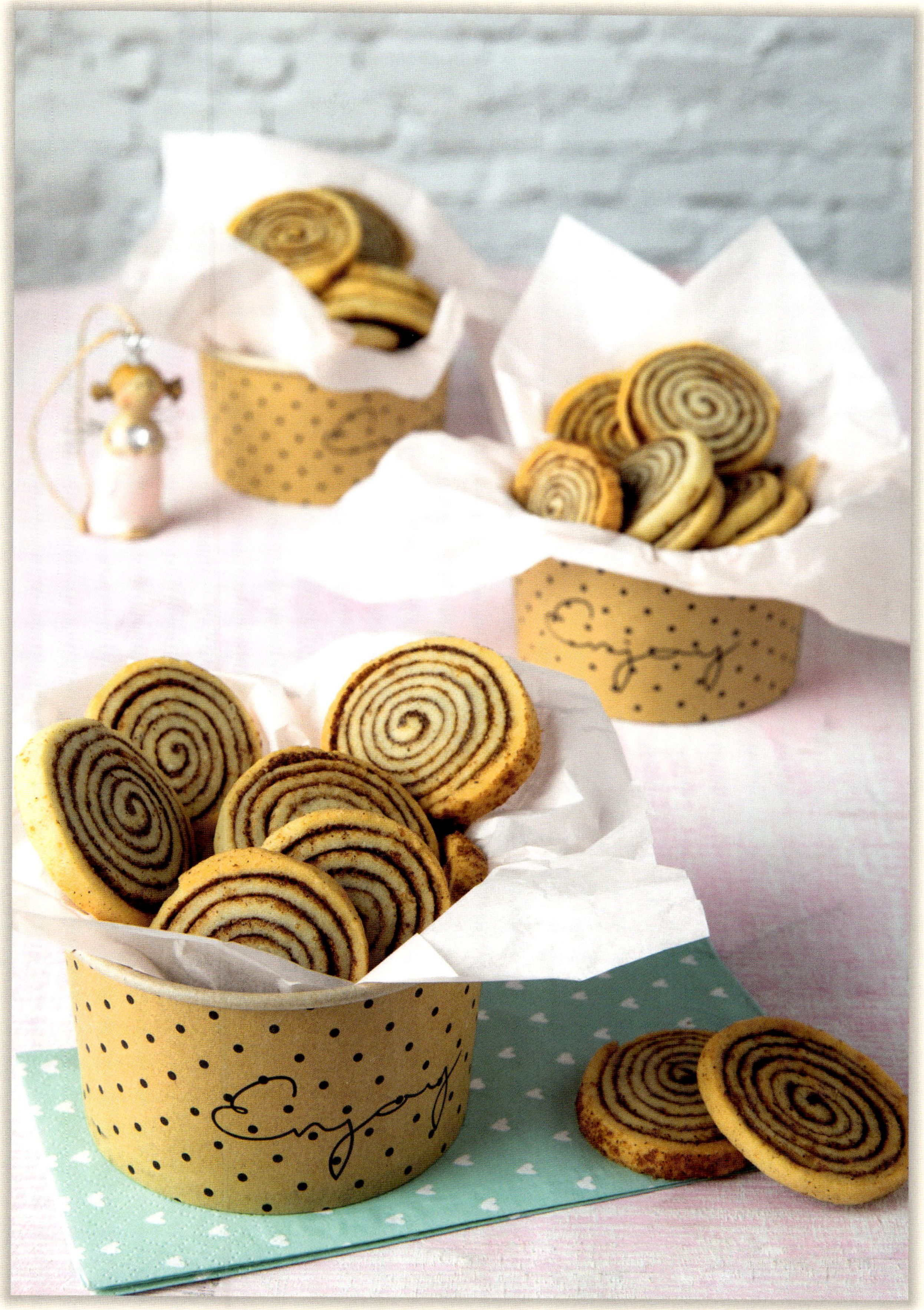
Enjoy
Enjoy

Zimtsterne mit Kokos

ZUTATEN FÜR 40 STÜCK

FÜR DEN TEIG:
3 Eiweiß (Größe M)
250 g Puderzucker
1 Pck. Bourbon-Vanille-Zucker
1 gestr. TL gem. Zimt
etwa 350 g abgezogene, gem. Mandeln
100 g Kokosraspel

ZUSÄTZLICH:
1 Ausstecher in Sternform (Ø etwa 5 cm)
etwas Puderzucker zum Ausrolllen

ZUBEREITUNGSZEIT:
etwa 60 Minuten

BACKZEIT:
etwa 25 Minuten je Backblech

HALTBARKEIT:
etwa 2 Wochen

Tipp

Die Sterne lassen sich besser ausstechen, wenn du die Ausstechform vorher immer in Mehl tauchst.

1. Den Backofen vorheizen.
Ober-/Unterhitze: etwa 140 °C – Heißluft: etwa 120 °C

2. Für den Teig Eiweiß mit einem Mixer (Rührstäbe) auf höchster Stufe so steif schlagen, dass ein Messerschnitt sichtbar bleibt. Puderzucker nach und nach unterschlagen. So lange schlagen, bis der Eischnee stark glänzt. Zum Bestreichen der Sterne 2 gut gehäufte Esslöffel Eischnee abnehmen und beiseitestellen.

3. Vanille-Zucker, Zimt, etwa 150 g von den Mandeln und 50 g Kokosraspel vorsichtig auf niedrigster Stufe unter den restlichen Eischnee rühren. Von den restlichen Mandeln so viel mit den Händen unter den Teig kneten, dass er kaum noch klebt.

4. Den Teig auf der mit Puderzucker bestäubten Arbeitsfläche gut ½ cm dick ausrollen. Daraus mit dem Ausstecher Sterne ausstechen. Die Teigreste wieder zusammenkneten, erneut ausrollen und weitere Sterne ausstechen – so oft, bis der Teig aufgebraucht ist. Die Sterne mit genügend Abstand auf zwei Backbleche (gefettet, mit Backpapier belegt) legen.

5. Die Sterne mit dem beiseitegestellten Eischnee bestreichen. Der Eischnee soll sich glatt auf die Sterne streichen lassen, evtl. einige Tropfen Wasser unterrühren. Mit den restlichen Kokosraspeln bestreuen.

6. Die Backbleche nacheinander (bei Heißluft zusammen) in den vorgeheizten Backofen schieben. **Die Zimtsterne etwa 25 Minuten je Backblech backen.**

7. Die gebackenen Zimtsterne müssen sich auf der Unterseite noch etwas weich anfühlen.

8. Die Zimtsterne mit dem Backpapier von den Backblechen auf Kuchenroste ziehen. Achtung: Sehr heiß, Topflappen verwenden! Zimtsterne erkalten lassen.

Rezeptvariante:

Für **klassische Zimtsterne** die Kokosraspel einfach weglassen. Dann aber 400 g abgezogene, gemahlene Mandeln oder Haselnusskerne verwenden.

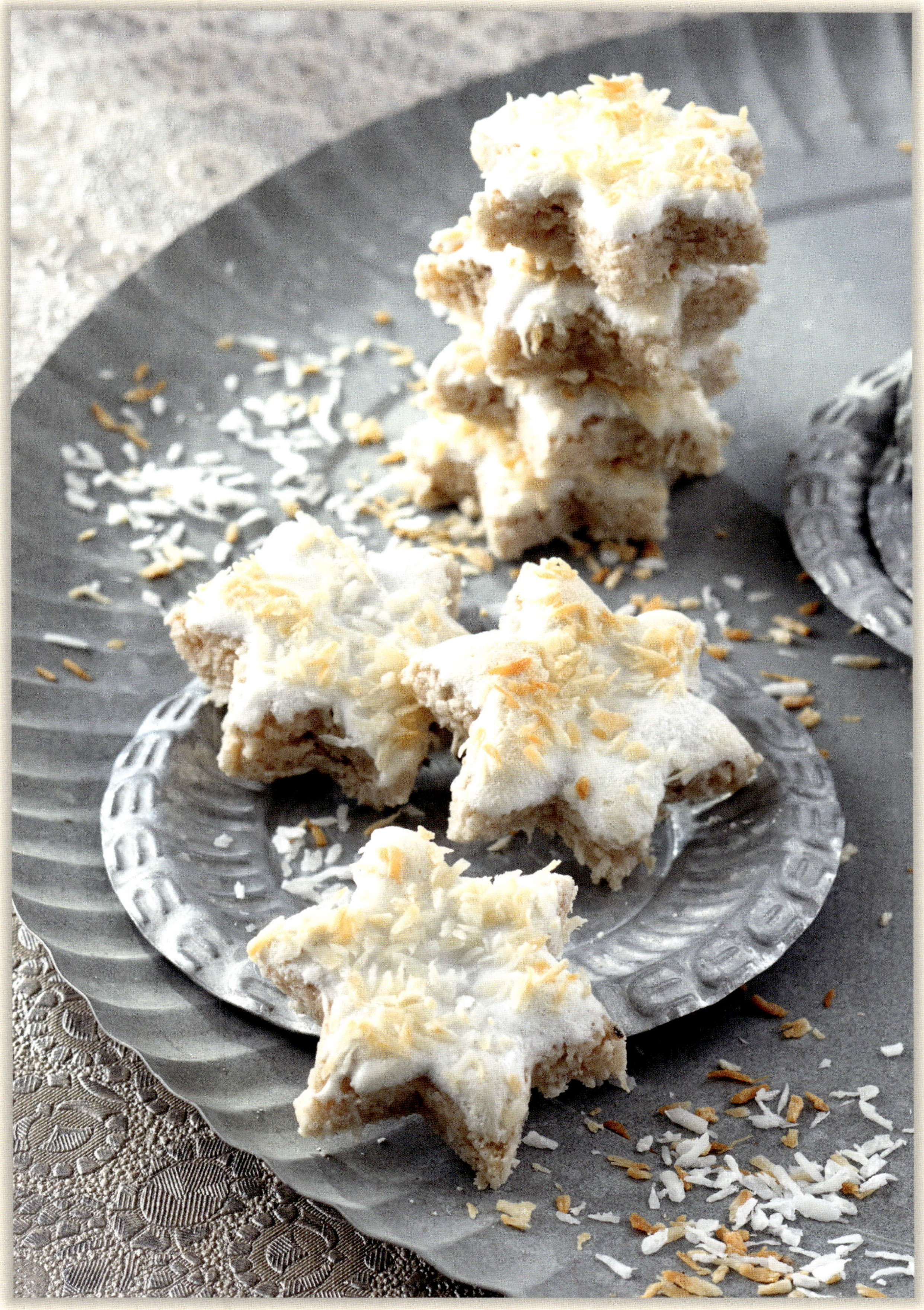

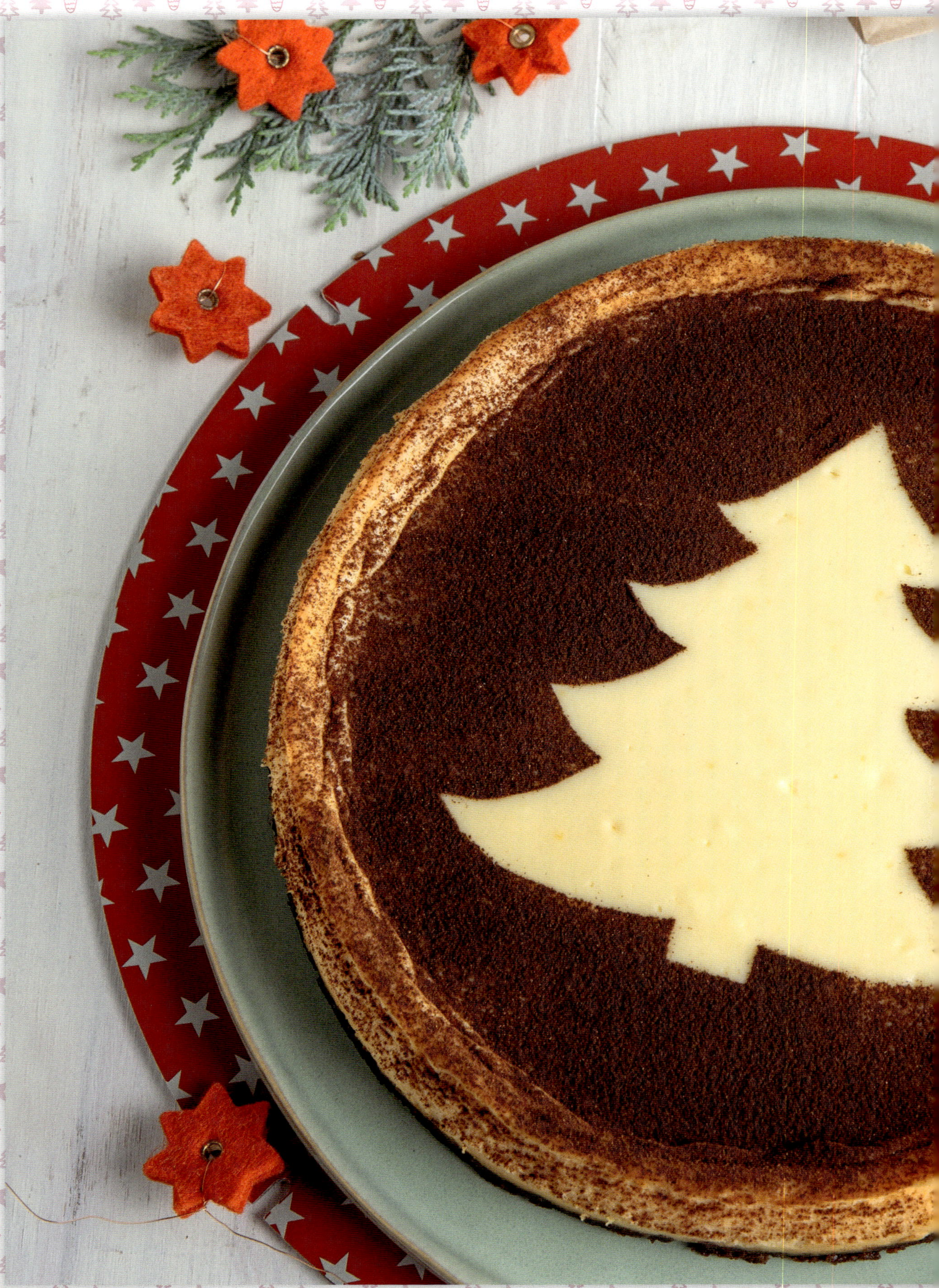

Cakes, Cupcakes & Torten

Christmas Drip Cake

ZUTATEN FÜR 12 STÜCKE

FÜR DEN BISKUITTEIG:
40 g Butter
4 Eier (Größe M), 100 g Zucker
1 Prise Salz, 100 g Weizenmehl
1 Pck. Pudding-Pulver Vanille-Geschmack
1 gestr. TL Backpulver

FÜR DIE FÜLLUNG:
300 g TK-Kirschen
1 Pck. Vanillin-Zucker
4 Blatt weiße Gelatine
2 TL gem. Zimt
2 EL Mandarinensaft (ersatzweise Orangensaft)

FÜR DIE CREME:
1 Bio-Mandarine (unbehandelt, ungewachst)
350 g Mascarpone (ital. Frischkäse)
70 g Puderzucker
2 EL Mandarinensaft (ersatzweise Orangensaft)
1 Pck. Vanillin-Zucker
200 g Schlagsahne

ZUM GARNIEREN:
1 Pck. dunkle Kuchenglasur
etwas Weihnachtsgebäck
1 EL Zuckerperlen oder -streusel

ZUSÄTZLICH:
2 Springformen (Ø 20 cm)
2 Bögen Backpapier

1. Den Backofen vorheizen.
Ober-/Unterhitze: etwa 180 °C – Heißluft: etwa 160 °C

2. Für den Biskuitteig Butter zerlassen und abkühlen lassen. Eier in einer Rührschüssel mit einem Mixer (Rührstäbe) auf höchster Stufe in 1 Minute schaumig schlagen. Zucker mit Salz mischen, in 1 Minute unter Rühren einstreuen, dann noch weitere etwa 6 Minuten schlagen. Mehl mit Pudding-Pulver und Backpulver mischen und kurz auf niedrigster Stufe unterrühren. Zuletzt die Butter kurz unterrühren. Den Teig in den beiden Springformen (mit Backpapier belegt) verteilen und glatt streichen.

3. Beide Backformen nebeneinander auf dem Rost in den vorgeheizten Backofen schieben. **Die Biskuitböden etwa 15 Minuten backen.**

4. Die Formen auf einen Kuchenrost stellen. Achtung: Sehr heiß, Topflappen verwenden! Die Biskuitböden etwas abkühlen lassen, dann vorsichtig mit einem Messer jeweils aus der Form lösen und auf dem Kuchenrost erkalten lassen. Einen Springformrand abwaschen und abtrocknen.

5. Für die Füllung Kirschen und Vanillin-Zucker in einem kleinen Topf mischen und etwa 15 Minuten antauen lassen. Gelatine in reichlich kaltem Wasser nach Packungsanleitung einweichen. Die Kirschen mit Zimt und dem Saft zum Kochen bringen und 5–8 Minuten einkochen lassen, bis sie leicht zerfallen sind. Den Topf von der Kochstelle nehmen. Die eingeweichte Gelatine leicht ausdrücken und unter die Kirschmasse rühren, bis sie vollständig aufgelöst ist. Kirschmasse erkalten lassen.

6. Für die Creme die Mandarine heiß abwaschen, abtrocknen und die Hälfte der Schale fein abreiben. Mascarpone mit Puderzucker, Mandarinenschale, -saft und Vanillin-Zucker in eine Rührschüssel geben und mit dem Mixer (Rührstäbe) zunächst kurz auf niedrigster Stufe, dann auf höchster Stufe kurz verrühren. Die Sahne nach und nach unterrühren und dann so lange weiterschlagen, bis eine cremige Konsistenz entstanden ist.

7. Die Biskuitböden mit einem Brot- oder Kuchenmesser je einmal waagerecht durchschneiden. Einen der Böden auf eine Tortenplatte setzen und den gesäuberten Springformrand darumlegen. Zuerst 2–3 Esslöffel der Creme, dann etwa ein Drittel der Kirschmasse auf dem Boden verstreichen. Mit den nächsten zwei Böden genauso verfahren. Den letzten Boden darauflegen und 2–3 Esslöffel Creme auf der Torte verstreichen.

8. Dann vorsichtig den Springformrand lösen und entfernen. Den Tortenrand glatt streichen. Die Torte etwa 30 Minuten in den Kühlschrank stellen.

9. Die Torte mit der restlichen Creme rundherum glatt einstreichen und nochmals etwa 30 Minuten in den Kühlschrank stellen.

10. Die Kuchenglasur nach Packungsanleitung schmelzen und etwa 5 Minuten abkühlen lassen. Die Glasur langsam auf die Oberseite der gekühlten Torte gießen und mit einem Löffelrücken vorsichtig verstreichen, sodass etwas davon über den Rand läuft. Die Torte sofort mit dem Weihnachtsgebäck und Zuckerperlen oder -streuseln dekorieren. Vor dem Schneiden der Torte das Messer am besten unter heißem Wasser erwärmen und abtrocknen, so kann man die Glasur besser schneiden.

ZUBEREITUNGSZEIT:
etwa 60 Minuten, ohne Kühlzeit

BACKZEIT:
etwa 15 Minuten

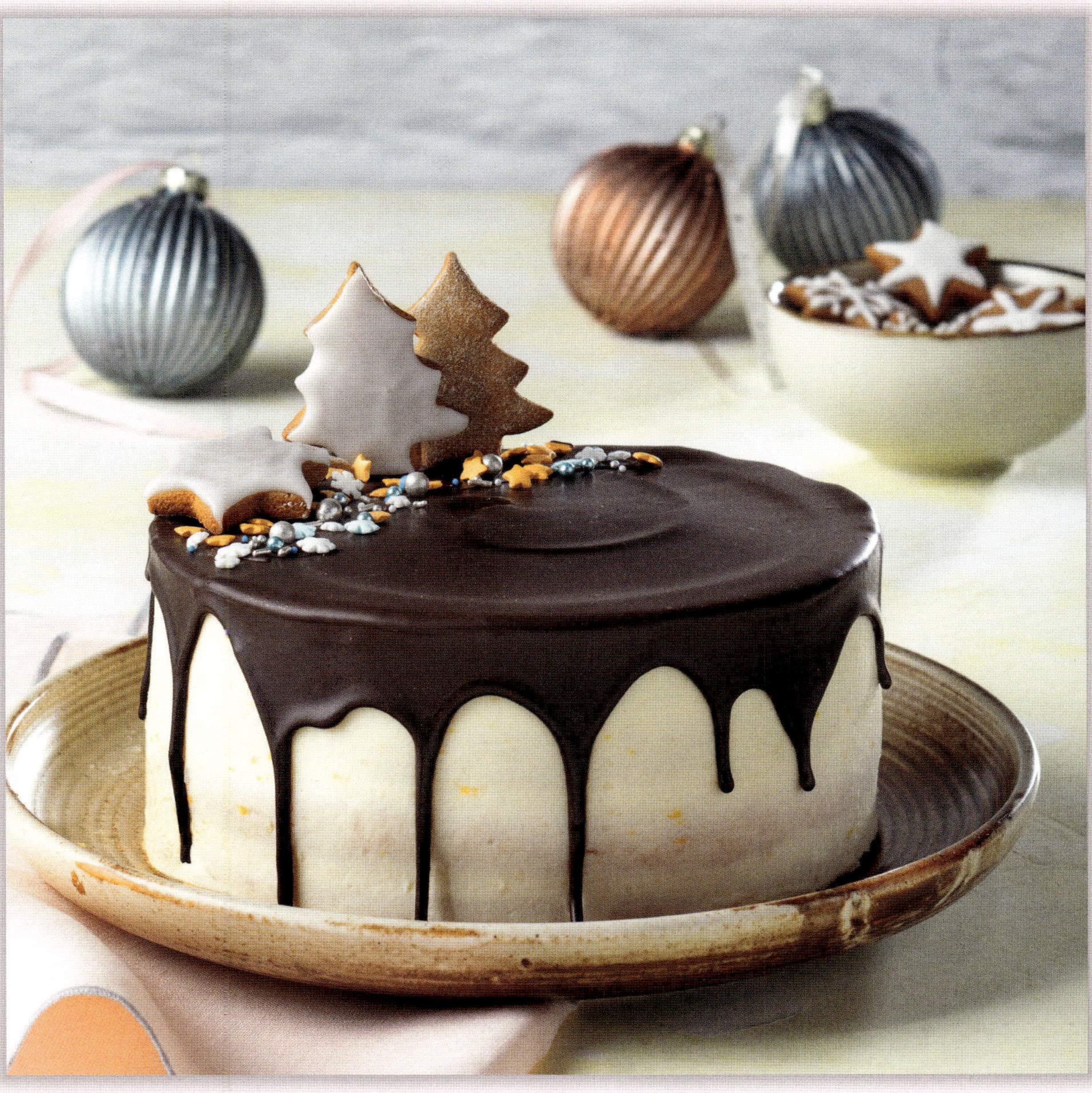

Dominostein-Kuchen

ZUTATEN FÜR 24 STÜCKE

FÜR DEN RÜHRTEIG:
4 Eier (Größe M)
250 g Zucker
1 Prise Salz
300 g Weizenmehl
30 g Backkakao
1 TL Spekulatiusgewürz
1 Pck. Backpulver
200 ml Sonnenblumenöl
200 ml Milch (3,5 % Fett)

FÜR DIE MARZIPANCREME:
1 Pck. Marzipan-Rohmasse (200 g)
etwa 150 ml Milch (3,5 % Fett)

FÜR DAS APRIKOSENGELEE:
6 Blatt weiße Gelatine
600 g Aprikosenkonfitüre

FÜR DIE GLASUR:
2 Pck. dunkle Kuchenglasur

ZUBEREITUNGSZEIT:
etwa 50 Minuten, ohne Kühlzeit

BACKZEIT:
etwa 20 Minuten

1. Den Backofen vorheizen.
Ober-/Unterhitze: etwa 180 °C – Heißluft: etwa 160 °C

2. Für den Teig Eier, Zucker und Salz mit einem Mixer (Rührstäbe) auf höchster Stufe in etwa 8 Minuten schaumig schlagen.

3. Mehl mit Kakaopulver, Gewürz und Backpulver mischen. Das Sonnenblumenöl und die Milch kurz auf niedrigster Stufe unterrühren. Anschließend die Mehlmischung unter den Eierschaum rühren. Den Teig in einem tiefen Backblech (gefettet, mit Backpapier belegt) glatt verstreichen.

4. Das Backblech in den vorgeheizten Backofen schieben. **Den Kuchen etwa 20 Minuten backen.** Das Backblech auf einen Kuchenrost stellen. Achtung: Sehr heiß, Topflappen verwenden! Den Kuchen abkühlen lassen.

5. Für die Marzipancreme das Marzipan grob reiben. Dann mit der Milch in einem Blitzhacker oder mit dem Pürierstab in einer Schüssel zu einer glatten Creme mixen. Die Creme auf dem Kuchenboden glatt verstreichen. Das Backblech in den Kühlschrank stellen.

6. Für das Gelee Gelatine nach Packungsanleitung einweichen. Die Aprikosenkonfitüre unter Rühren in einem kleinen Topf bei schwacher Hitze schmelzen, dann etwa 5 Minuten abkühlen lassen. Gelatine leicht ausdrücken und in der warmen Konfitüre unter Rühren auflösen. Sofort auf die Marzipancreme gießen und wenn nötig glatt verstreichen. Das Gelee im Kühlschrank schnittfest werden lassen.

7. Die Kuchenglasur nach Packungsanleitung schmelzen und etwa 5 Minuten abkühlen lassen. Die Glasur auf dem Gelee glatt verstreichen und im Kühlschrank mindestens 1 Stunde fest werden lassen.

8. Vor dem Servieren ein Messer unter heißem Wasser erwärmen und abtrocknen, damit den Kuchen in 24 Stücke schneiden und diese auf einer Kuchenplatte anrichten.

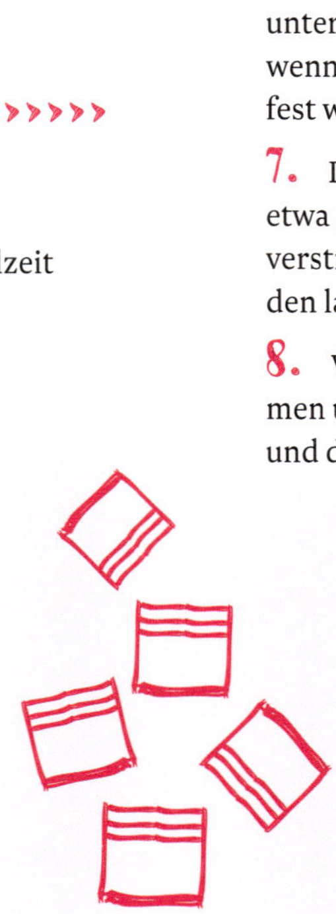

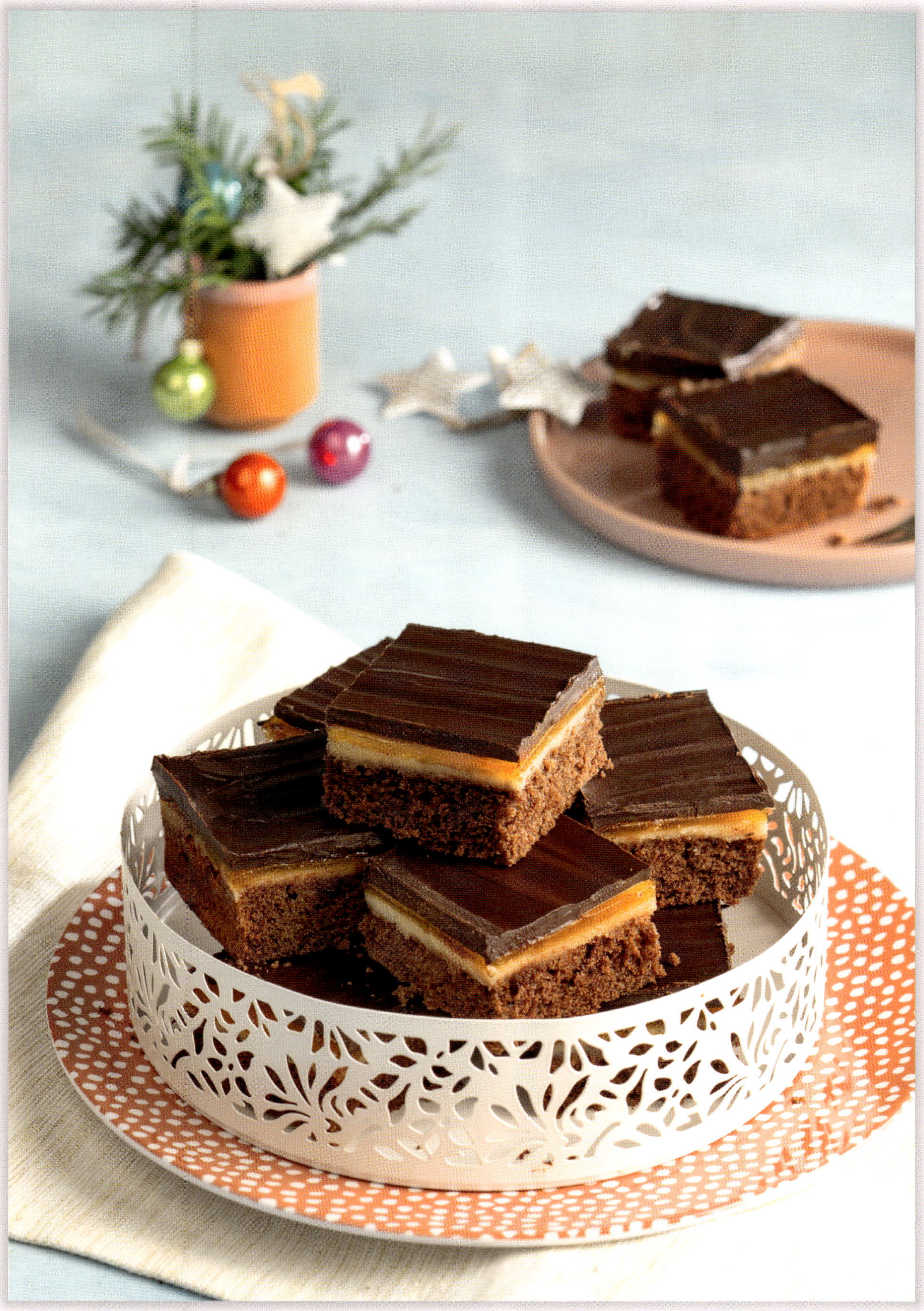

Eisbär-Cupcakes

ZUTATEN FÜR 12 STÜCK

FÜR DEN TEIG:
4 Eiweiß (Größe M)
150 g Zucker
2 Prisen Salz
160 g Butter oder Margarine (zimmerwarm)
1 Pck. Vanillin-Zucker
4 Eigelb (Größe M)
160 g Weizenmehl
30 g Backkakao
1 gestr. TL Backpulver

FÜR DAS TOPPING:
225 g Doppelrahm-Frischkäse
75 g Puderzucker
2 TL abger. Schale von 1 Bio-Orange (unbehandelt, ungewachst)
1 Pck. Sahnesteif
40 g Butter (zimmerwarm)

ZUM GARNIEREN:
12 runde, gefüllte Schokokekse
48 Schokorosinen

ZUSÄTZLICH:
1 Muffinform (für 12 Muffins)
12 Papierbackförmchen
30 g Kokosraspel

›››››››››››››››››››››››››

ZUBEREITUNGSZEIT:
etwa 35 Minuten, ohne Kühlzeit

BACKZEIT:
etwa 20 Minuten

1. Den Backofen vorheizen.
Ober-/Unterhitze: etwa 180 °C – Heißluft: etwa 160 °C

2. Für den Teig Eiweiß in eine Rührschüssel geben. 50 g Zucker und 1 Prise Salz hinzufügen und mit einem Mixer (Rührstäbe) schaumig schlagen. Eischnee in den Kühlschrank stellen.

3. Butter oder Margarine in eine Rührschüssel geben und mit einem Mixer (Rührstäbe) auf höchster Stufe schaumig schlagen. Restlichen Zucker, Vanillin-Zucker, 1 Prise Salz und Eigelb hinzugeben und unterrühren. Mehl, Kakao und Backpulver auf die Teigmasse streuen (noch nicht unterrühren).

4. Zunächst die Hälfte des Eischnees auf die Teigmasse geben und zügig unterrühren. Den restlichen Eischnee mit einem Teigschaber vorsichtig unterheben.

5. Den Teig in den Mulden der Muffinform (mit Papierbackförmchen ausgelegt) verteilen.

6. Die Muffinform auf dem Rost in den vorgeheizten Backofen schieben. **Die Cupcakes etwa 20 Minuten backen.**

7. Die Muffinform auf einen Kuchenrost stellen. Achtung: Sehr heiß, Topflappen verwenden! Cupcakes etwas abkühlen lassen, dann aus der Form nehmen und auf dem Kuchenrost erkalten lassen.

8. Für das Topping Frischkäse mit Puderzucker, Orangenschale und Sahnesteif in einen Rührbecher geben und mit dem Mixer (Rührstäbe) zunächst langsam auf niedrigster Stufe, dann auf höchster Stufe kurz verrühren. Butter hinzufügen und nochmals kurz unterrühren. Das Topping mit einem Messer auf die Cupcakes streichen. Kokosraspel in eine kleine Schüssel füllen und die Cupcakes mit der Creme in die Kokosraspel drücken.

9. Die Schokokekse auf die Cupcakes legen und jeweils 4 Schokorosinen im Halbkreis darumsetzen. Fertig sind die Eisbären-Pfoten!

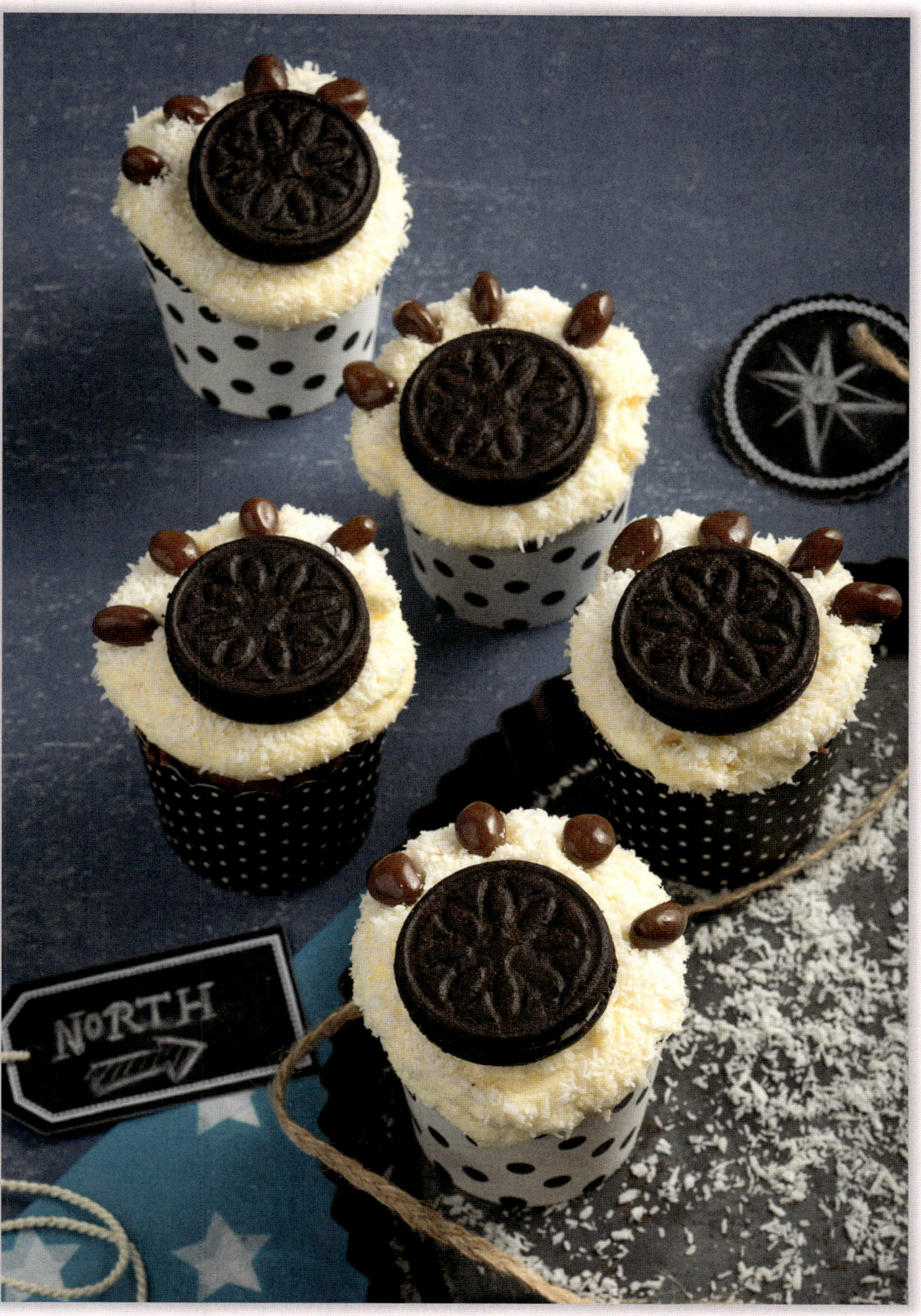
NORTH

Gebrannte-Mandel-Cupcakes

ZUTATEN FÜR 12 STÜCK

FÜR DEN TEIG:
100 g Butter
150 g Zucker
3 Eier (Größe M)
125 g Weizenmehl
50 g abgezogene, gem. Mandeln
1 ½ gestr. TL Backpulver
1 gestr. TL gem. Zimt
etwas Salz
50 ml Milch (3,5 % Fett)
75–100 g gehobelte Mandeln

FÜR DAS TOPPING:
300 g weiße Schokolade
150 g Konditorsahne,
alternativ: Sahne (mind. 35 % Fett)
1 EL flüssiger Honig
1 gestr. TL gem. Zimt

ZUM GARNIEREN:
etwa 65 g grob gehackte, gebrannte Mandeln

ZUSÄTZLICH:
1 Muffinform (für 12 Muffins)
12 Muffin-Papierbackförmchen
1 Spritzbeutel mit Sterntülle (Ø 2 cm)

ZUBEREITUNGSZEIT:
etwa 90 Minuten, ohne Kühlzeit

BACKZEIT:
20–25 Minuten

1. Den Backofen vorheizen.
Ober-/Unterhitze: etwa 180 °C– Heißluft: etwa 160 °C

2. Für den Teig Butter und Zucker mit dem Mixer (Rührstäbe) auf höchster Stufe cremig aufschlagen. Die Eier einzeln unterrühren (jedes Ei etwa ½ Minute).

3. Mehl, gemahlene Mandeln, Backpulver, Zimt und etwas Salz gut vermischen und zur Butter-Ei-Mischung geben. Alles auf niedrigster Stufe unterrühren und dabei die Milch hinzugießen. Zuletzt die gehobelten Mandeln unterheben.

4. Den Teig in den Mulden der Muffinform (mit Papierbackförmchen ausgelegt) verteilen. Die Form auf dem Rost in den vorgeheizten Backofen schieben. **Die Cupcakes 20–25 Minuten backen.**

5. Die Form auf einen Kuchenrost stellen. Achtung: Sehr heiß, Topflappen verwenden! Die Cupcakes etwa 5 Minuten in der Form abkühlen lassen, dann aus der Form nehmen und auf dem Kuchenrost erkalten lassen.

6. Für das Topping in der Zwischenzeit Schokolade hacken und in eine hitzebeständige Schüssel geben. Die Sahne erwärmen, über die Schokolade gießen und 1–2 Minuten stehen lassen. Schokoladensahne mit einem Schneebesen verrühren. Honig und Zimt hinzugeben, alles klümpchenfrei verrühren. Das Topping auf Zimmertemperatur abkühlen lassen, dann 1–2 Stunden in den Kühlschrank stellen (dabei immer mal wieder durchrühren).

7. Das Topping mit dem Mixer (Rührstäbe) etwas aufschlagen, dann in den Spritzbeutel füllen und in einer sich nach oben zuschraubenden Spirale auf die Cupcakes spritzen. Die Cupcakes mit den gebrannten Mandeln garnieren.

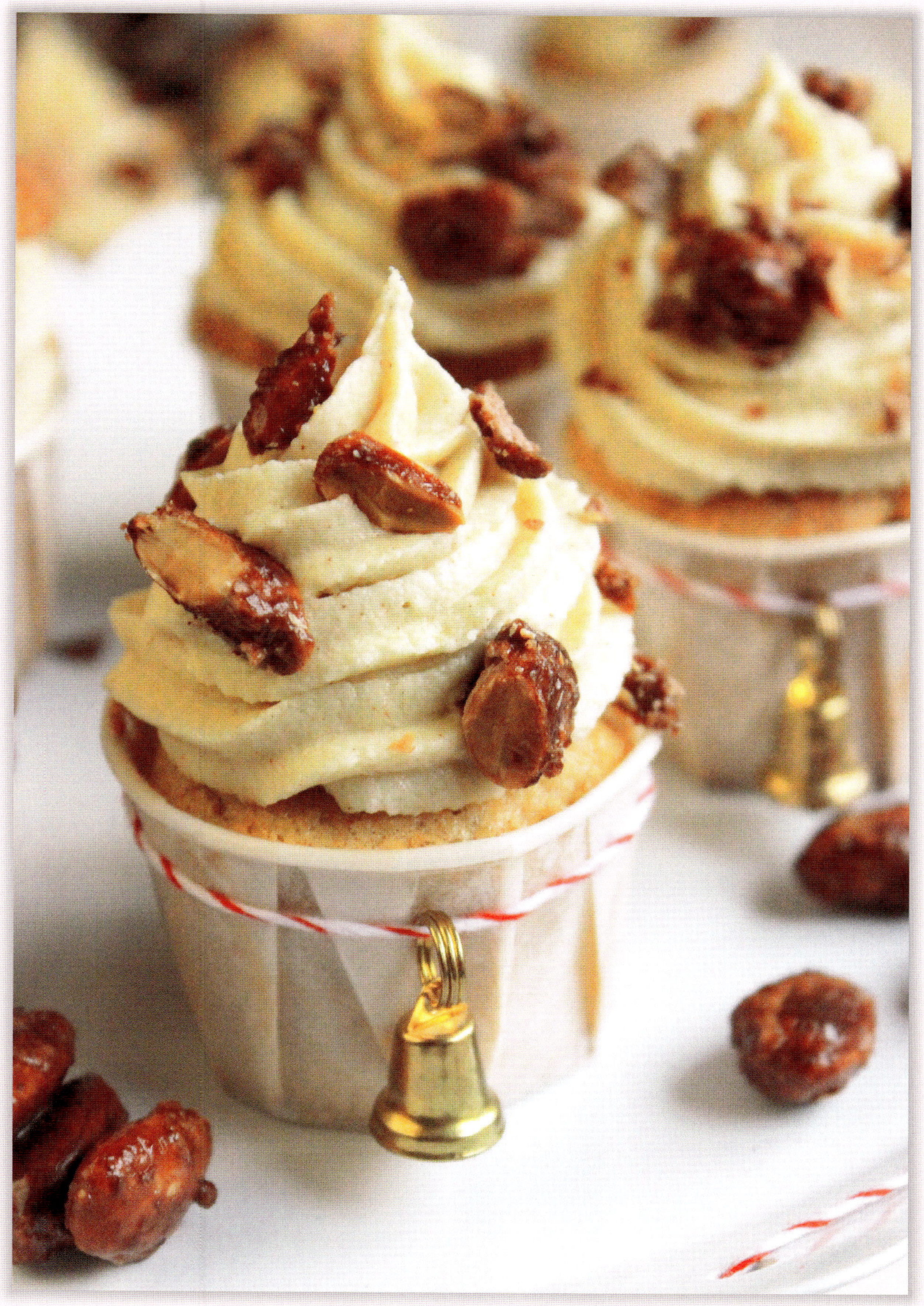

Gingerbread Man Cupcakes

ZUTATEN FÜR 12 STÜCK

FÜR DIE LEBKUCHENMÄNNER:

65 g flüssiger Honig
25 g feiner, brauner Zucker
25 g Butter
125 g Weizenmehl, ¼ TL Natron
1 ½ TL Lebkuchengewürz, 1 Prise Salz

FÜR DIE TÖRTCHEN:

4 Eiweiß (Größe M)
170 g feiner, brauner Zucker
2 Prisen Salz
160 g Butter oder Margarine (zimmerwarm)
4 Eigelb (Größe M)
180 g Weizenmehl, 10 g Backkakao
1 ½ TL Lebkuchengewürz
1 gestr. TL Backpulver

FÜR DAS TOPPING:

300 g Doppelrahm-Frischkäse
100 g Puderzucker
1 TL fein abger. Schale von 1 Bio-Orange (unbehandelt, ungewachst)
1 Pck. Sahnesteif
50 g Butter (zimmerwarm)

ZUM VERZIEREN:

weiße Zuckerschrift
evtl. Zuckerstreusel und -perlen

ZUSÄTZLICH:

1 Muffinform (für 12 Muffins)
12 Papierbackförmchen
1 Ausstecher in Lebkuchenmannform (5–6 cm Höhe)
Spritzbeutel mit Lochtülle (Ø 10 mm)

1. Für die Lebkuchenmänner Honig, Zucker und Butter in einem kleinen Topf bei mittlerer Hitze unter Rühren erwärmen, bis sich der Zucker vollständig gelöst hat. Nicht aufkochen. Die Masse lauwarm abkühlen lassen.

2. Mehl mit Natron, Lebkuchengewürz und 1 Prise Salz mischen. Die Honig-Butter-Masse hinzugeben mit einem Mixer (Knethaken) zu einem glatten Teig verkneten. Den Teig in Frischhaltefolie gewickelt mindestens 3 Stunden in den Kühlschrank stellen.

3. Den Backofen vorheizen.
Ober-/Unterhitze: etwa 180 °C – Heißluft: etwa 160 °C

4. Für die Törtchen Eiweiß in eine Rührschüssel geben. 50 g Zucker und 1 Prise Salz hinzufügen und mit einem Mixer (Rührstäbe) schaumig schlagen. Eischnee in den Kühlschrank stellen.

5. Butter oder Margarine in eine Rührschüssel geben und mit einem Mixer (Rührstäbe) schaumig schlagen. Restlichen Zucker, 1 Prise Salz und Eigelb hinzugeben und unterrühren. Mehl, Backkakao, Lebkuchengewürz und Backpulver auf die Teigmasse streuen (noch nicht unterrühren).

6. Zunächst die Hälfte des Eischnees auf die Teigmasse geben und zügig unterrühren. Den restlichen Eischnee mit einem Teigschaber vorsichtig unterheben. Den Teig in den Mulden der Muffinform (mit Papierbackförmchen ausgelegt) verteilen.

7. Die Muffinform auf dem Rost in den vorgeheizten Backofen schieben. **Die Cupcakes etwa 20 Minuten backen.**

8. Den kalt gestellten Lebkuchenteig mit einer Teigrolle auf einer leicht bemehlten Arbeitsfläche etwa 5 mm dick ausrollen. Mit dem Ausstecher 12 Lebkuchenmänner ausstechen und auf das Backblech (gefettet, mit Backpapier belegt) legen.

9. Die Cupcakes nach der Backzeit auf einen Kuchenrost stellen. Achtung: Sehr heiß, Topflappen verwenden! Cupcakes etwas abkühlen lassen, dann aus der Form nehmen und auf dem Kuchenrost erkalten lassen.

10. Das Backblech mit den Lebkuchenmännern in den heißen Backofen schieben. **Die Lebkuchenmänner bei gleicher Backofentemperatur in 12–14 Minuten backen.** Das Backblech aus dem Backofen nehmen und auf einen Kuchenrost stellen. Achtung: Sehr heiß, Topflappen verwenden! Das Backpapier mit den Lebkuchenmännern vom Backblech auf einen Kuchenrost ziehen und erkalten lassen.

11. Für das Topping Frischkäse mit Puderzucker, Orangenschale und Sahnesteif in einen Rührbecher geben und mit dem Mixer (Rührstäbe) zunächst langsam auf niedrigster, dann auf höchster Stufe kurz verrühren. Butter hinzufügen und nochmals kurz unterrühren. Die Creme in den Spritzbeutel mit Lochtülle füllen und in den Kühlschrank legen.

12. Die erkalteten Lebkuchenmänner mit der weißen Zuckerschrift verzieren. Auf jeden Cupcake einen großen Kringel von der Creme aufspritzen und einen Lebkuchenmann in die Creme stecken. Nach Belieben noch mit Zuckerstreusel und -perlen bestreuen.

ZUBEREITUNGSZEIT:
etwa 80 Minuten, ohne Kühlzeit

BACKZEIT:
32–34 Minuten

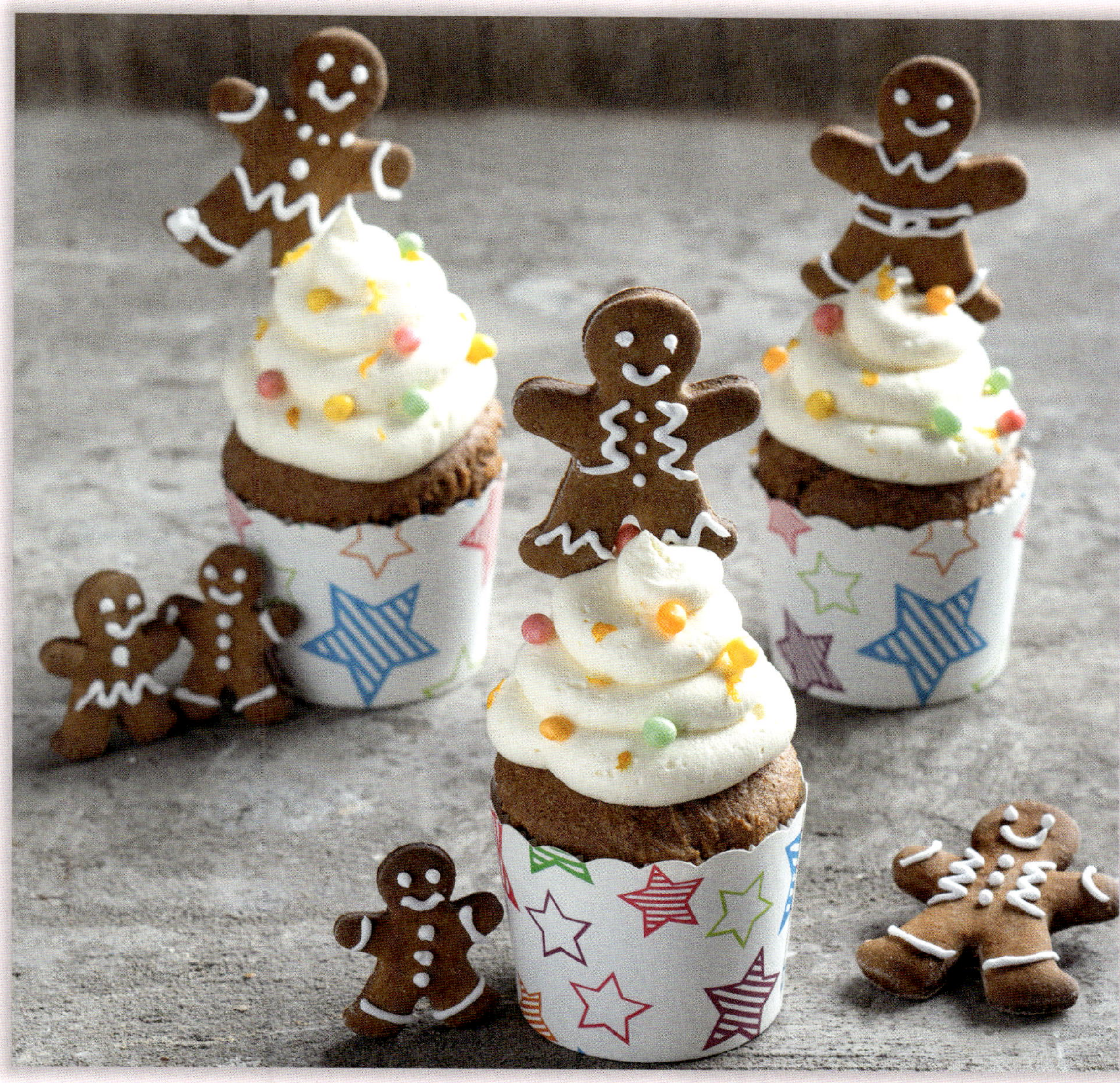

Gingerbread mit weißem Schoko-Icing

ZUTATEN FÜR 20 STÜCKE

ZUM VORBEREITEN:
80 g frischer Ingwer

FÜR DEN TEIG:
250 g Butter (zimmerwarm)
100 g flüssiger Honig
80 g Zucker
4 Eier (Größe M)
je 3 gestr. TL gem. Kardamom und gem. Zimt
2 gestr. TL gem. Ingwer
150 ml Milch (3,5 % Fett)
300 g Weizenmehl
200 g gem. Haselnusskerne
3 gestr. TL Backpulver
1 gestr. TL gesiebtes Backkakao

FÜR DAS SCHOKO-ICING:
200 g weiße Schokolade
100 g Butter (zimmerwarm)
100 g Puderzucker
1 Röhrchen Butter-Vanille-Aroma
250 g Frischkäse (13 % Fett)

ZUM GARNIEREN:
200 g abgetropfte Preiselbeeren (aus dem Glas)

ZUBEREITUNGSZEIT:
etwa 40 Minuten, ohne Abkühlzeit

BACKZEIT:
etwa 25 Minuten

1. Zum Vorbereiten Ingwer schälen und sehr fein reiben.

2. Den Backofen vorheizen.
Ober-/Unterhitze: etwa 180 °C – Heißluft: etwa 160 °C

3. Für den Teig die Butter mit einem Mixer (Rührstäbe) auf höchster Stufe geschmeidig rühren. Nach und nach Honig und Zucker unterrühren. So lange rühren, bis eine gebundene Masse entstanden ist.

4. Eier einzeln unterrühren (jedes Ei etwa ½ Minute). Anschließend die Gewürze und Milch unterrühren.

5. Mehl mit Haselnusskernen, Backpulver und Kakao sorgfältig vermischen. Die Mehl-Nuss-Mischung esslöffelweise unter den Teig rühren. Den Teig auf ein Backblech (30 x 40 cm, gefettet) geben und glatt verstreichen.

6. Das Backblech in den vorgeheizten Backofen schieben.
Gingerbread etwa 25 Minuten backen.

7. Das Backblech auf einen Kuchenrost stellen. Achtung: Sehr heiß, Topflappen verwenden! Gingerbread erkalten lassen.

8. Für das Schoko-Icing die Schokolade in kleine Stücke brechen. Zwei Drittel davon in einem Topf im Wasserbad bei schwacher Hitze unter Rühren schmelzen. Den Topf aus dem Wasserbad nehmen und die restliche Schokolade darin unter Rühren schmelzen.

9. Butter, Puderzucker und Aroma unterrühren. Die Masse etwas abkühlen lassen. In der Zwischenzeit Gingerbread in Stücke schneiden.

10. Den Frischkäse unter die Schokoladen-Butter rühren. Jedes Kuchenstück mit etwas von dem Schoko-Icing bestreichen und mit Preiselbeeren garnieren.

Tipp

Statt des Schoko-Icings kannst du das Gingerbread auch mit einem Zuckerguss aus 250 g Puderzucker, 4 Esslöffeln Zitronensaft sowie je 1 gestrichenem Teelöffel gemahlenem Ingwer und gemahlenem Zimt bestreichen.

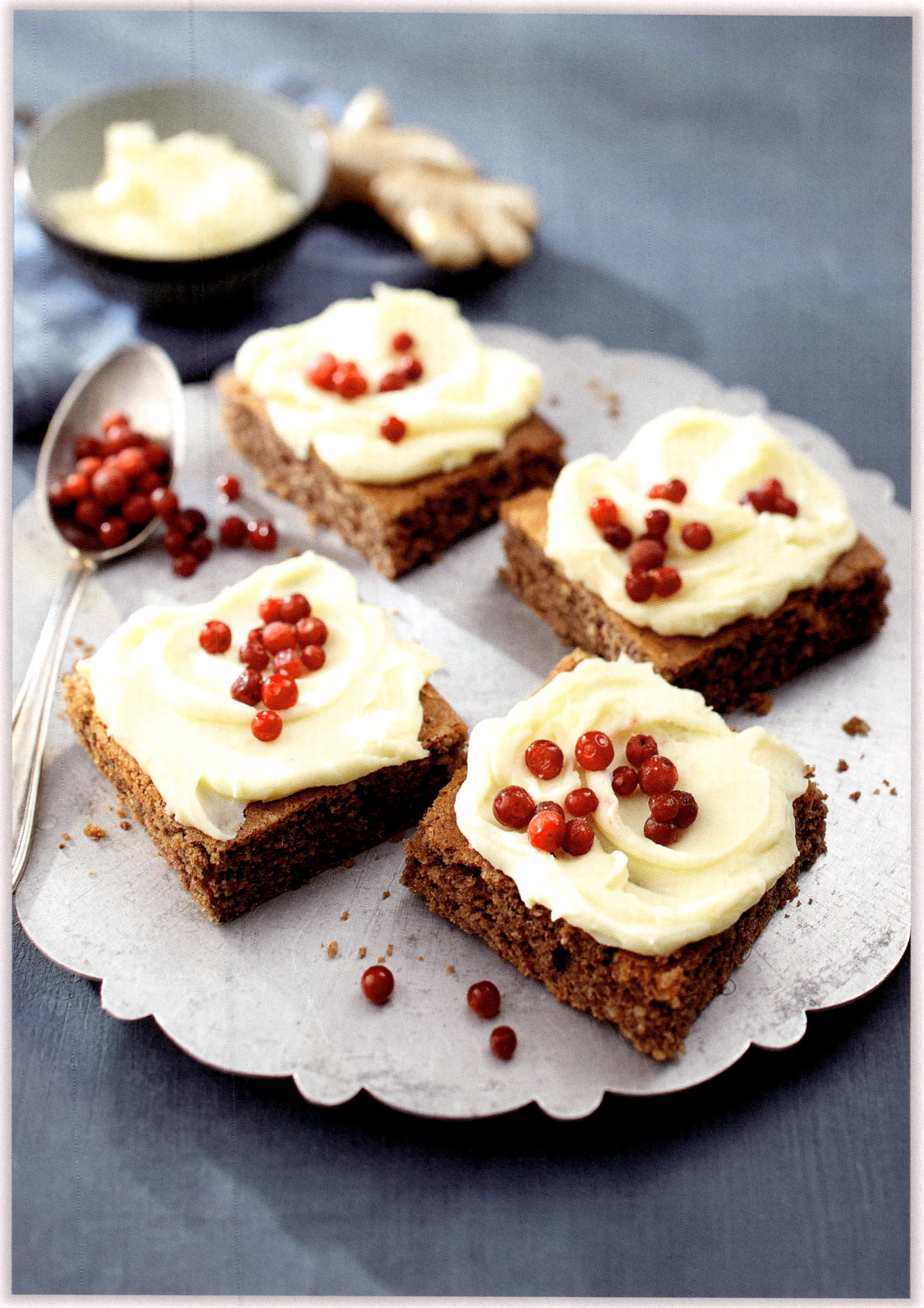

Lebkuchenschnitten

ZUTATEN FÜR 20 STÜCK

FÜR DEN RÜHRTEIG:

200 g Weizenmehl
2 gestr. TL Backpulver
2 gestr. TL Lebkuchengewürz
40 g gesiebtes Backkakao
200 g Butter (zimmerwarm)
150 g Zucker
1 Pck. Vanillin-Zucker
1 Prise Salz
4 Eier (Größe M)
3 EL Milch (3,5 % Fett)

FÜR DIE SCHOKOCREME:

100 g Vollmilch-Schokolade
200 g Butter (zimmerwarm)
2 EL gesiebtes Backkakao
1 Msp. gem. Zimt
1 Msp. gem. Ingwer
2–3 EL Schlagsahne
1 Pck. Bourbon-Vanille-Zucker

ZUM BESTÄUBEN UND GARNIEREN:

etwas Backkakao
60 g Schokoladensterne

ZUBEREITUNGSZEIT:

etwa 30 Minuten, ohne Kühlzeit

BACKZEIT:

etwa 15 Minuten

1. Den Backofen vorheizen.
Ober-/Unterhitze: etwa 180 °C – Heißluft: etwa 160 °C

2. Für den Teig Mehl, Backpulver, Lebkuchengewürz und Kakao in einer Schüssel vermischen. Butter mit einem Mixer (Rührstäbe) auf höchster Stufe geschmeidig rühren.

3. Nach und nach Zucker, Vanillin-Zucker und Salz unterrühren. So lange rühren, bis eine gebundene Masse entstanden ist.

4. Die Eier einzeln unterrühren (jedes Ei etwa ½ Minute). Das Mehl-Kakao-Gemisch abwechselnd mit der Milch portionsweise auf mittlerer Stufe unterrühren.

5. Den Teig auf ein Backblech (30 x 40 cm, gefettet) streichen. Das Backblech in den vorgeheizten Backofen schieben. **Den Kuchen etwa 15 Minuten backen.**

6. Das Backblech auf einen Kuchenrost stellen. Achtung: Sehr heiß, Topflappen verwenden! Den Kuchen erkalten lassen.

7. In der Zwischenzeit für die Schokocreme Schokolade in kleine Stücke brechen, in einem Topf im Wasserbad bei schwacher Hitze unter Rühren schmelzen.

8. Die Schokolade etwas abkühlen lassen.

9. Die Butter mit einem Mixer (Rührstäbe) auf höchster Stufe schaumig schlagen. Den Kakao mit Zimt und Ingwer unterrühren. Sahne und Vanille-Zucker unterrühren.

10. Die Schokolade mit einem Teigschaber unterrühren. Die Schokocreme zugedeckt etwa 30 Minuten in den Kühlschrank stellen, bis sie anfängt fest zu werden. Dann die Creme mit einem Mixer (Rührstäbe) kurz aufschlagen.

11. Die Creme auf den Kuchen streichen, mit einem Tortengarnierkamm oder einer Gabel wellenartig Streifen durch die Creme ziehen. Den Kuchen mindestens 1 Stunde in den Kühlschrank stellen.

12. Den Kuchen kurz vor dem Servieren mit Kakao bestäuben, in kleine Quadrate oder Rauten schneiden und mit Schokoladensternen garnieren.

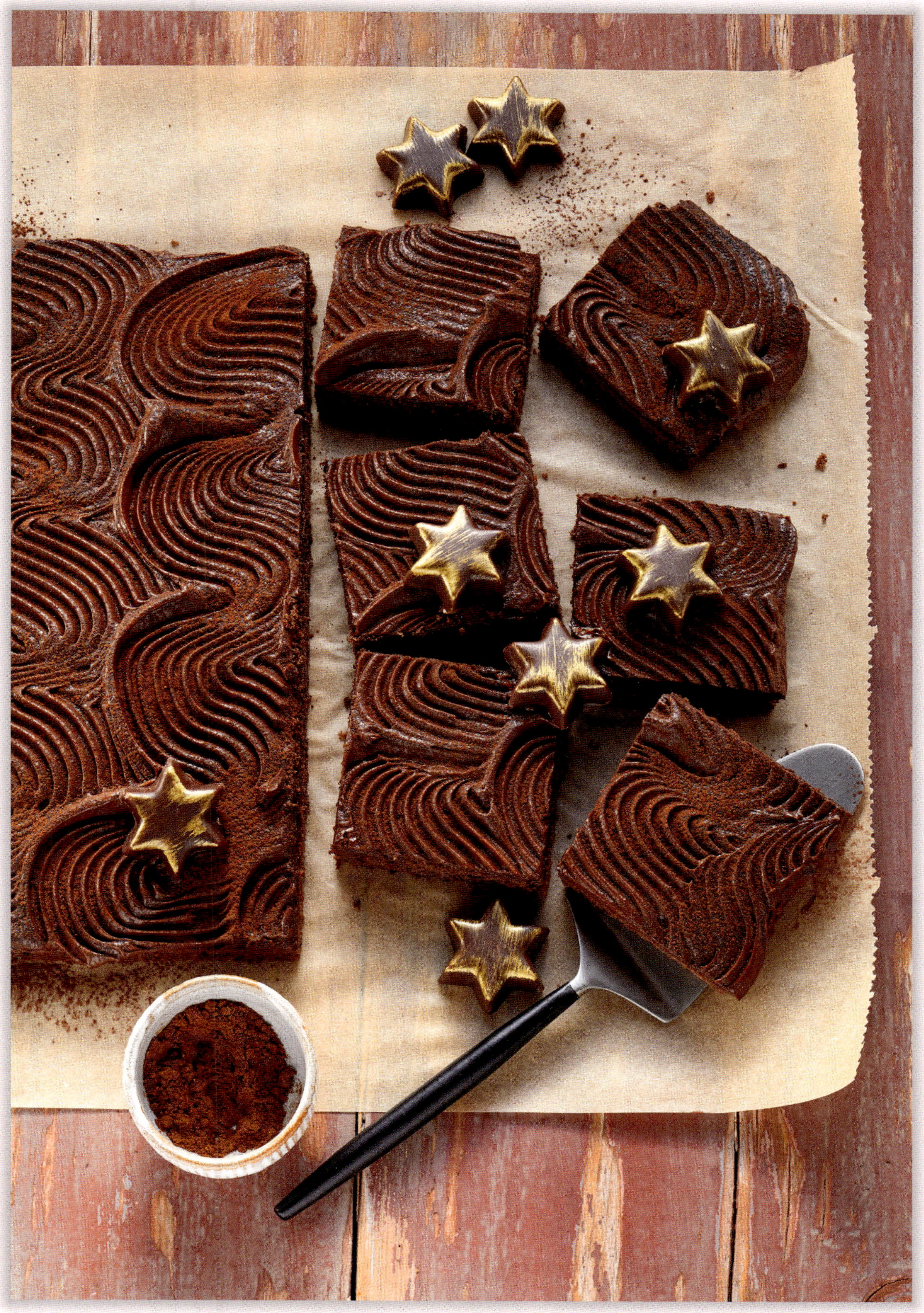

Nusskùchlein

ZUTATEN FÜR 12 STÜCK

FÜR DEN RÜHRTEIG:

60 g Butter oder Margarine (zimmerwarm)
25 g Puderzucker
1 Pck. Vanillin-Zucker
1 Pck. Weihnachtsaroma
4 Eigelb (Größe M)
150 g gem. Haselnusskerne
25 g gehackte Haselnusskerne
½ gestr. TL Backpulver

FÜR DEN EISCHNEE:

4 Eiweiß (Größe M), 1 Prise Salz
30 g Puderzucker

ZUM GARNIEREN UND FÜR DEN GUSS:

50 g grünes Dekor-Marzipan
etwa 30 g rotes Dekor-Marzipan
125 g Puderzucker, 1 EL Zitronensaft

ZUSÄTZLICH:

12 Mini-Kastenförmchen (je etwa 9 x 5 cm)
1 Holzspieß (Schaschlikspieß oder Zahnstocher)

ZUBEREITUNGSZEIT:

etwa 45 Minuten, ohne Abkühl- und Trockenzeit

BACKZEIT:

20–25 Minuten

1. Den Backofen vorheizen.
Ober-/Unterhitze: etwa 180 °C – Heißluft: etwa 160 °C

2. Für den Teig Butter oder Margarine mit einem Mixer (Rührstäbe) auf höchster Stufe geschmeidig rühren. Nach und nach Puderzucker, Vanillin-Zucker und Aroma unterrühren. So lange rühren, bis eine gebundene Masse entstanden ist. Eigelb einzeln unterrühren. Gemahlene und gehackte Nusskerne mit Backpulver mischen, auf mittlerer Stufe kurz unterrühren.

3. Für den Eischnee Eiweiß und Salz mit dem Mixer (Rührstäbe) sehr steif schlagen. Puderzucker nach und nach so lange unterschlagen, bis der Eischnee stark glänzt. Eischnee in 2 Portionen vorsichtig unter den Teig heben.

4. Den Teig in 12 Mini-Kastenförmchen (evtl. gefettet – Silikonförmchen müssen nicht gefettet werden) geben und leicht glatt streichen.

5. Die Förmchen auf dem Rost in den vorgeheizten Backofen schieben. **Die Nussküchlein 20–25 Minuten backen.**

6. In der Zwischenzeit grünes Marzipan ausrollen und 24 Blätter ausschneiden, mit dem Messerrücken Blattrippen eindrücken. Marzipanblätter auf einem Küchenbrett beiseitestellen. Aus dem roten Marzipan zwischen den Handflächen erbsengroße Kügelchen rollen und beiseitelegen.

7. Die Förmchen mit den gebackenen Küchlein vom Backblech nehmen und auf einen Kuchenrost setzen. Achtung: Sehr heiß, Topflappen verwenden! Nussküchlein erkalten lassen. Anschließend aus den Förmchen lösen und auf den Kuchenrost stellen.

8. Für den Guss Puderzucker und Zitronensaft in eine Rührschüssel geben. Nach und nach nur so viel Wasser unterrühren, dass ein dünn- oder zähflüssiger Guss entsteht.

9. Die Nussküchlein mit dem Guss bestreichen, mit den beiseitegestellten Marzipanblättern und -kügelchen garnieren und vorsichtig andrücken. Mit dem Holzspieß in jedes Marzipankügelchen eine Vertiefung eindrücken. Guss und Marzipan trocknen lassen.

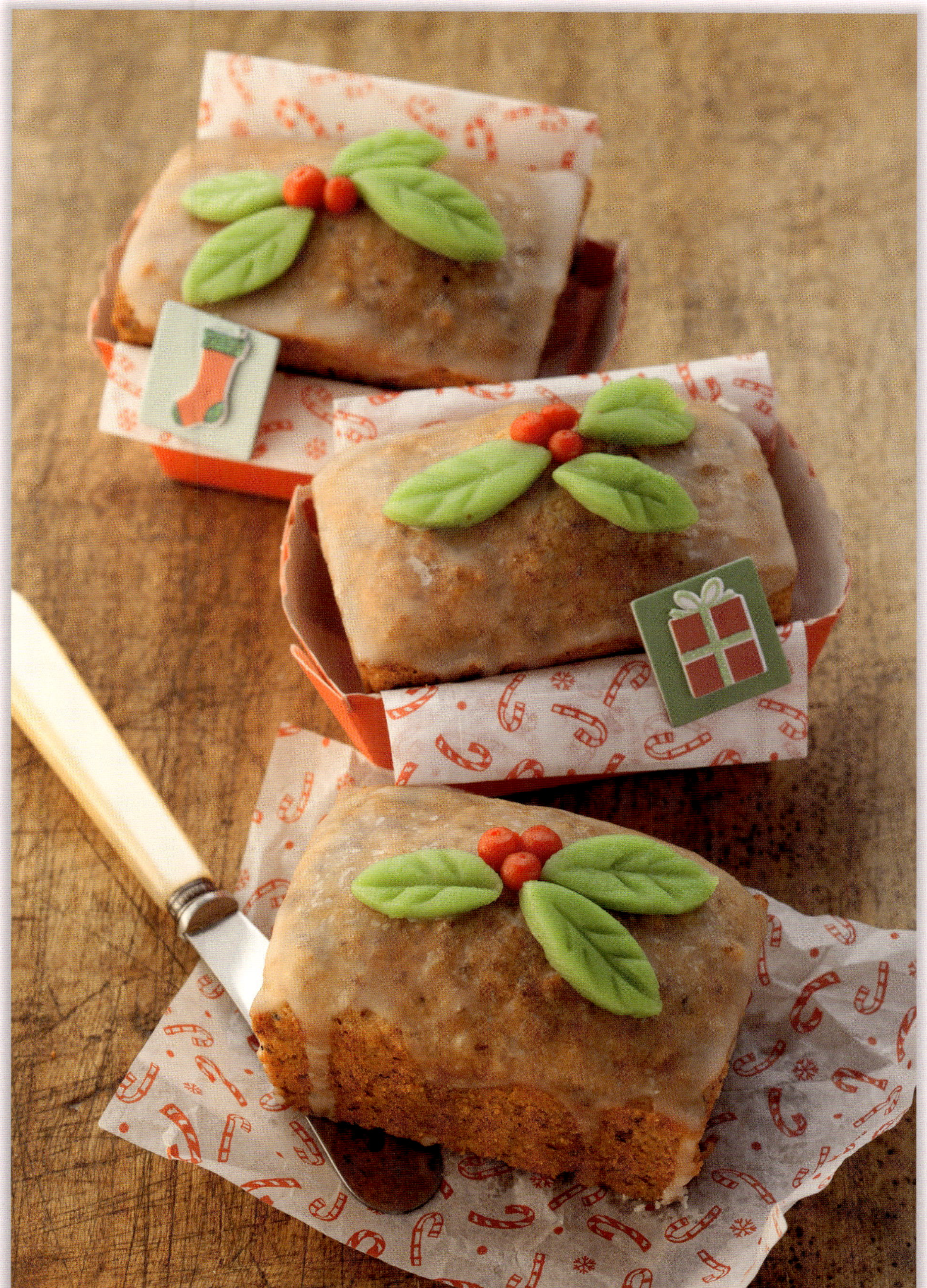

Panettone-Minis

ZUTATEN FÜR 8–10 STÜCK

ZUM VORBEREITEN:

10 g frische Hefe (21 g)
oder ½ Pck. Trockenbackhefe
30 g Zucker
50 g Weizenmehl (Type 550)
je 2 Bio-Zitronen und -Orangen (unbehandelt, ungewachst)
80 g Zucker

FÜR DEN TEIG:

250 g Weizenmehl (Type 550)
200 g Weizenmehl (Type 405)
1 Prise Salz
5 Eigelb (Größe M), 2 Eier (Größe M)
200 g Butter
je 100 g Orangeat und Rosinen

ZUM BESTREUEN UND BESTREICHEN:

2 EL Weizenmehl
50 g zerlassene Butter

ZUSÄTZLICH:

Backpapier
8–10 Dessertringe (Ø etwa 7 ½ cm)
8–10 Büroklammern

ZUBEREITUNGSZEIT:

etwa 30 Minuten

TEIGGEH-/RUHEZEIT:

21–23 Stunden

BACKZEIT:

25–30 Minuten

1. Zum Vorbereiten (Trocken-)Hefe mit 50 ml warmem Wasser, Zucker und Mehl mit einem Schneebesen glatt rühren. Mit Frischhaltefolie zugedeckt etwa 12 Stunden ruhen lassen (bei Zimmertemperatur).

2. Zitronen und Orangen heiß abwaschen, abtrocknen und die Schale dünn abschälen. Die Früchte halbieren und den Saft auspressen, dann insgesamt 200 ml Saft abmessen (evtl. mit Wasser auffüllen). Den Saft mit Schale und Zucker einmal aufkochen lassen, von der Kochstelle nehmen und zugedeckt etwa 12 Stunden ziehen lassen. Dann den Sirup durch ein Sieb zum Hefeansatz gießen (Schalen entfernen).

3. Für den Teig beide Mehlsorten, Salz, Eigelb und Eier zum Sirup mit dem Hefeansatz geben, mit einem Mixer (Knethaken) auf niedrigster Stufe so lange kneten, bis der Teig glatt ist. Dann mindestens 5 Minuten auf höchster Stufe kneten. Dabei nach und nach die Butter einarbeiten und so lange kneten, bis der Teig zäh und elastisch ist. Teig zugedeckt an einem warmen Ort etwa 3 Stunden gehen lassen.

4. In der Zwischenzeit Orangeat und Rosinen etwa 30 Minuten in warmem Wasser einweichen, dann in einem Sieb abtropfen lassen. Orangeat und Rosinen unter den Teig kneten.

5. Ein Backblech mit 3 Lagen Backpapier belegen. Die Dessertringe daraufstellen. 8–10 Backpapierstreifen (20 cm breit, 23 cm lang) je einmal auf 10 x 23 cm falten, innen an die Dessertringe (gefettet) legen, mit Klammern befestigen.

6. Den gegangenen Teig leicht mit Mehl bestäuben und auf einer leicht bemehlten Arbeitsfläche zu einer Rolle formen. Zuerst in 8–10 Stücke teilen, dann zu Kugeln formen und in die Ringe geben. Den Teig zugedeckt 6–8 Stunden gehen lassen (Zimmertemperatur) – das Volumen soll sich verdoppeln.

7. Den Backofen vorheizen.
Ober-/Unterhitze: etwa 180 °C – Heißluft: etwa 160 °C

8. Je ein Kreuz in die Teigoberflächen schneiden. Die Teighautviertel hochheben, die sich gebildet haben, darunter mit zerlassener Butter bestreichen. Haut zurücklegen. Alle Panettone mit der restlichen Butter bestreichen. Das Backblech in den vorgeheizten Backofen schieben. **Panettone 25–30 Minuten backen.**

9. Dann mit dem Backpapier vom Backblech auf einen Kuchenrost ziehen. Achtung: Sehr heiß, Topflappen verwenden! Panettone erkalten lassen. Die Dessertringe lösen.

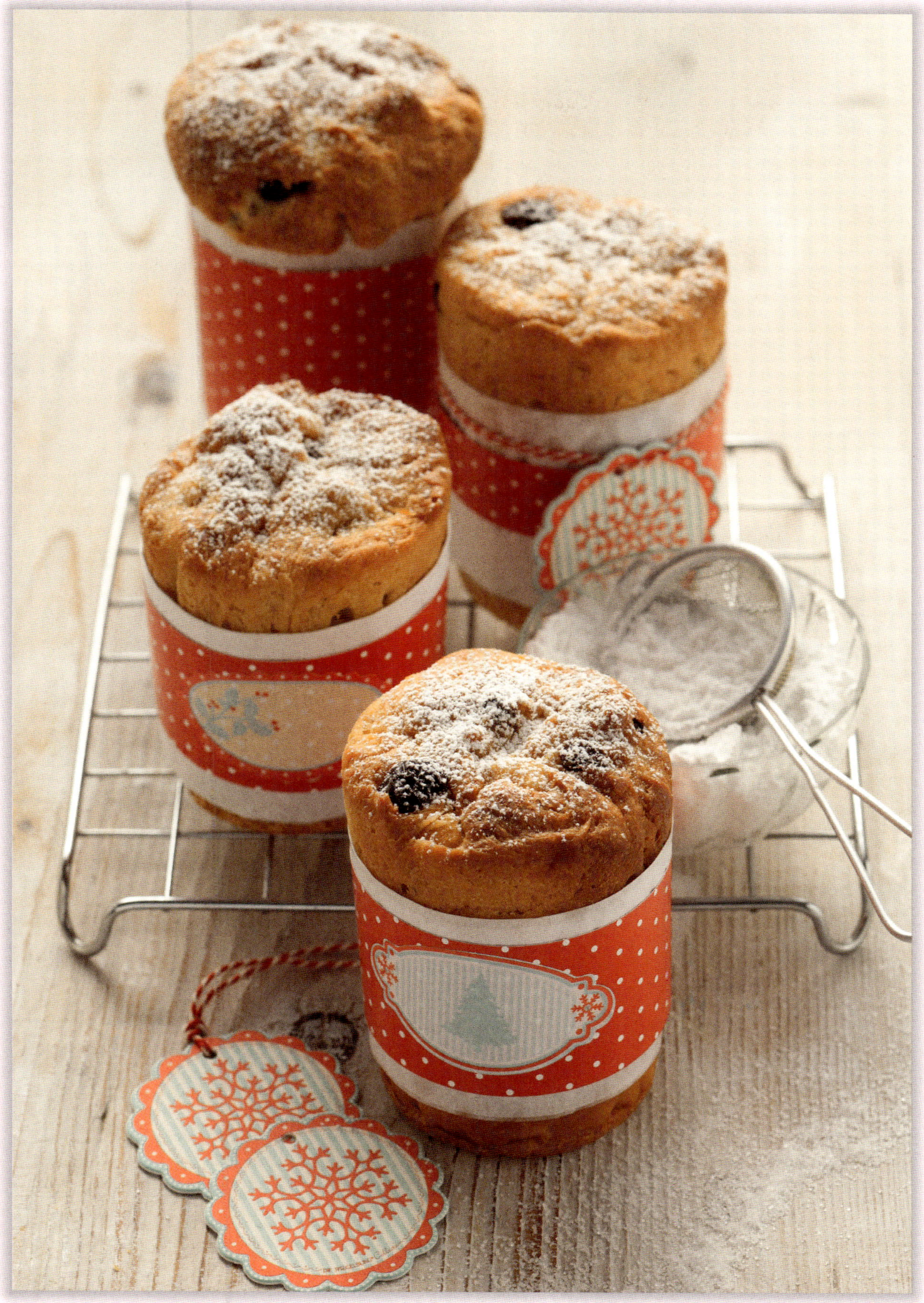

Rentier-Törtchen

ZUTATEN FÜR 4 STÜCK

FÜR DEN BISKUITTEIG:
8 Eier (Größe M)
160 g Zucker
1 Prise Salz
150 g Weizenmehl
50 g Backkakao
1 gestr. TL Backpulver

FÜR DIE CREME:
100 g Zartbitter-Schokolade (etwa 50 % Kakaoanteil)
200 g Butter (zimmerwarm)
200 g Puderzucker

100 g Brombeerkonfitüre

ZUM GARNIEREN:
dunkelbraune und rote Zuckerschrift
2 EL weihnachtliche Zuckerstreusel und -perlen

ZUSÄTZLICH:
1 runder Ausstecher (Ø etwa 10 cm), ersatzweise eine Schablone oder ein Unterteller

ZUBEREITUNGSZEIT:
etwa 45 Minuten, ohne Kühlzeit

BACKZEIT:
etwa 10 Minuten

1. Den Backofen vorheizen.
Ober-/Unterhitze: etwa 200 °C – Heißluft: etwa 180 °C

2. Für den Biskuitteig Eier in einer Rührschüssel mit einem Mixer (Rührstäbe) auf höchster Stufe in etwa 2 Minuten cremig schlagen. Zucker mit Salz mischen, in 1 Minute unter Rühren einstreuen, dann noch weitere etwa 6 Minuten schlagen. Mehl mit Kakao und Backpulver mischen und kurz auf niedrigster Stufe unterrühren. Den Teig auf zwei Backblechen (mit Backpapier belegt) verteilen und glatt streichen. Die Backbleche nacheinander (bei Heißluft zusammen) in den vorgeheizten Backofen schieben. **Den Biskuit etwa 10 Minuten je Backblech backen.**

3. Die Backbleche auf Kuchenroste stellen. Achtung: Sehr heiß, Topflappen verwenden! Die Biskuitplatten erkalten lassen.

4. Für die Creme Schokolade in Stücke hacken, in einem kleinen Topf im Wasserbad bei schwacher Hitze unter Rühren schmelzen. Abkühlen lassen.

5. Butter mit Puderzucker etwa 8 Minuten mit einem Mixer (Rührstäbe) auf höchster Stufe hell-cremig aufschlagen. Schokolade nach und nach unterrühren.

6. Das Backpapier vorsichtig von den Biskuitplatten abziehen. Mit dem Ausstecher insgesamt 16 Böden daraus ausstechen.

7. Vier Böden auf ein Brett legen und jeweils zuerst mit 1 Teelöffel Brombeerkonfitüre, dann mit 1 ½ Esslöffeln von der Creme bestreichen. Auf jedes Törtchen einen weiteren Boden legen und ebenfalls mit Konfitüre und Creme bestreichen. Mit einem weiteren Boden genauso verfahren und mit den letzten 4 Böden belegen. Törtchen etwa 15 Minuten in den Kühlschrank stellen.

8. Gekühlte Törtchen rundherum mit der restlichen Creme glatt einstreichen und nochmals etwa 30 Minuten in den Kühlschrank stellen.

9. Mit der Zuckerschrift ein Rentiergesicht auf die Törtchen malen und nach Belieben mit Zuckerstreuseln und -perlen dekorieren. Zum Verzehren in jeweils 2–4 Stücke schneiden.

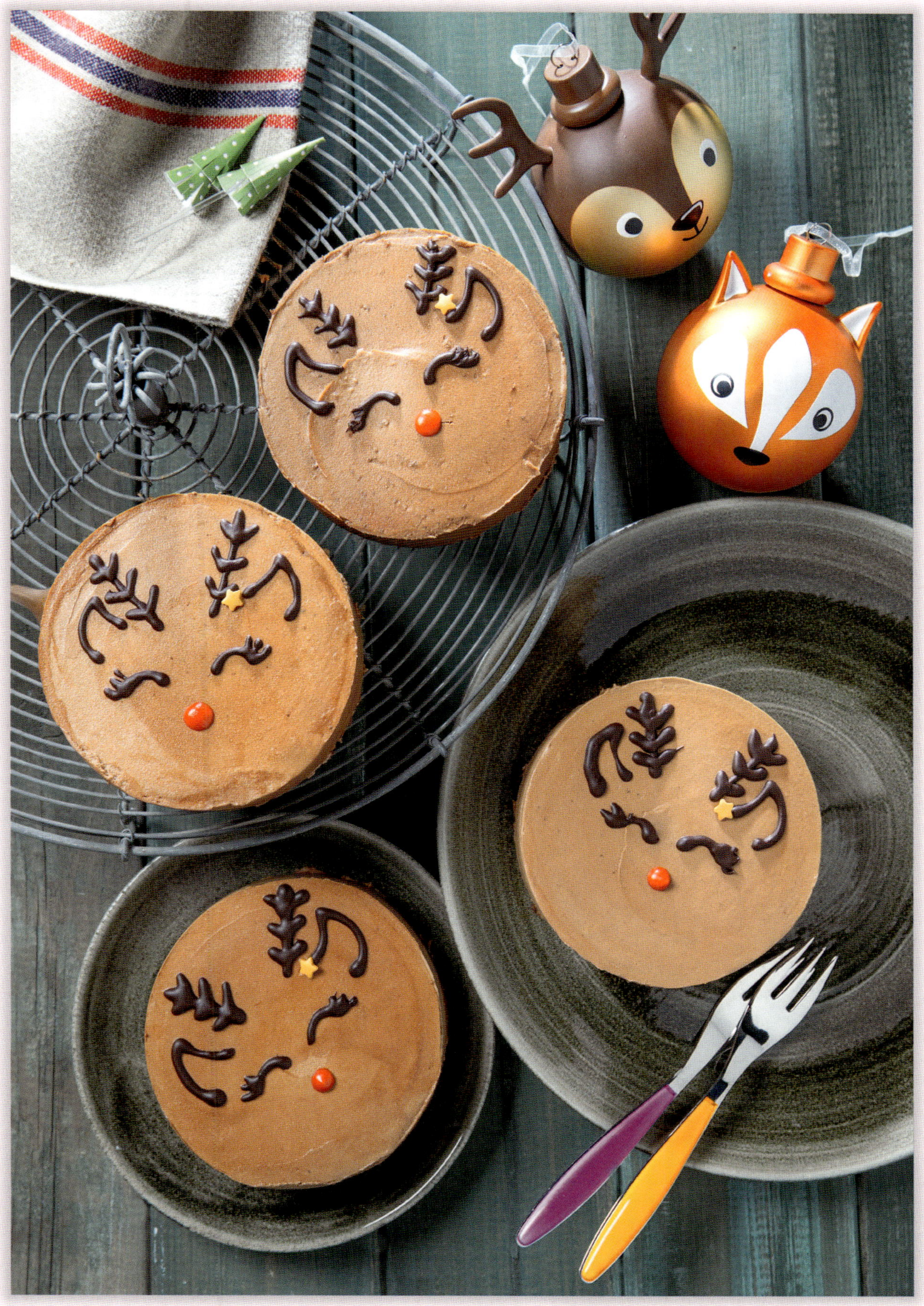

Schnelle Brownie-Törtchen

ZUTATEN FÜR 10 STÜCK

FÜR DEN TEIG:
400 g Weizenmehl
60 g gesiebter Backkakao
250 g Zucker
½ gestr. TL Salz
3 gestr. TL Backpulver
150 g Schoko-Tröpfchen
375 ml Sonnenblumenöl
6 Eier (Größe M)

ZUM BESTREICHEN:
200 g Himbeerkonfitüre

ZUM DEKORIEREN:
1 runder Ausstecher (Ø etwa 6 cm)
1 Pck. dunkle Kuchenglasur
10 Kekse in Sternform

ZUBEREITUNGSZEIT:
etwa 35 Minuten, ohne Kühlzeit

BACKZEIT:
etwa 25 Minuten

1. Den Backofen vorheizen.
Ober-/Unterhitze: etwa 180 °C – Heißluft: etwa 160 °C

2. Für den Teig Mehl mit Backkakao, Zucker, Salz und Backpulver in einer Rührschüssel mischen. Schoko-Tröpfchen, Sonnenblumenöl und Eier hinzufügen. Die Zutaten mit einem Mixer (Rührstäbe) zunächst kurz auf niedrigster, dann auf höchster Stufe in etwa 2 Minuten zu einem glatten Teig verarbeiten. Den Teig auf ein Backblech (mit Backpapier belegt) geben und mit einem Esslöffel glatt verstreichen.

3. Das Backblech in den vorgeheizten Backofen schieben. **Den Brownieboden etwa 25 Minuten backen.**

4. Das Backblech auf einen Kuchenrost stellen. Achtung: Sehr heiß, Topflappen verwenden! Den Bownieboden erkalten lassen.

5. Aus dem Browniboden 20 Kreise ausstechen. 10 Kreise auf ein Brett setzen und die Kreise gleichmäßig mit der Himbeerkonfitüre bestreichen. Die restlichen 10 Kreise daraufsetzen und die Törtchen etwa 15 Minuten in den Kühlschrank stellen.

6. Die Kuchenglasur nach Packungsanleitung schmelzen und etwa 5 Minuten abkühlen lassen. Die Glasur langsam auf die Oberseite der gekühlten Törtchen gießen und mit einem Löffelrücken vorsichtig verstreichen, sodass etwas davon über den Rand läuft. Die Törtchen sofort mit den Keksen dekorieren.

Tipp

Die Brownie-Reste können sehr gut für Cakepops verwendet werden.

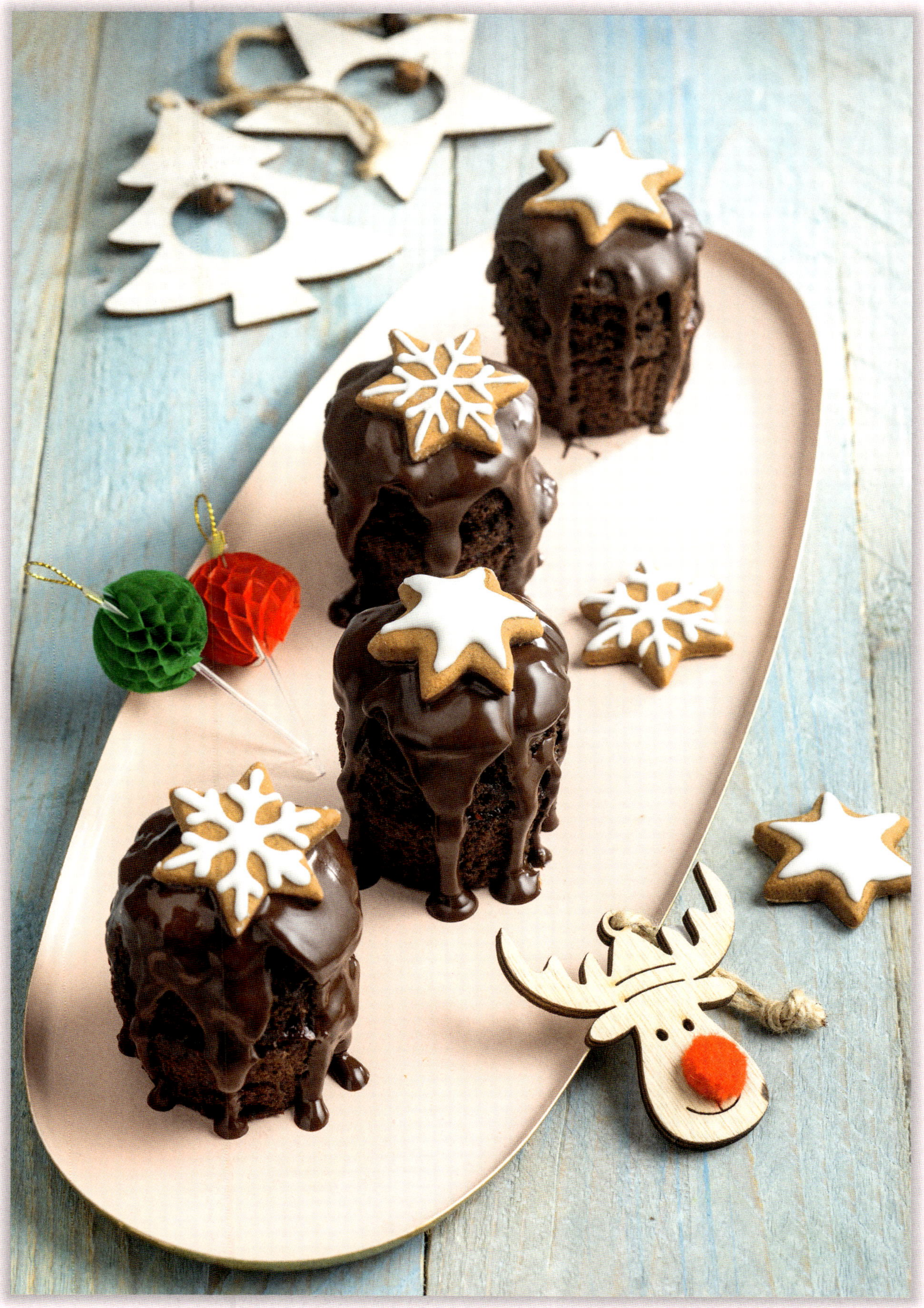

Schoko-Zimt-Cupcakes

ZUTATEN FÜR 24 STÜCK

FÜR DEN RÜHRTEIG:
125 g Butter (zimmerwarm)
1 Prise Salz
125 g brauner Zucker (Rohrzucker)
2 Eier (Größe M)
90 g Weizenmehl
25 g gesiebter Backkakao
¼ TL Lebkuchengewürz
½ gestr. TL Backpulver

FÜR DIE ZIMTSAHNE:
150 g Mascarpone (ital. Frischkäse)
60 g Puderzucker
1 TL gem. Zimt
300 g Schlagsahne (mind. 30 % Fett)

ZUM BESTREUEN:
Zuckerperlen (Gold/Silber) oder Herzen und Sterne (essbares Streudekor)

ZUSÄTZLICH:
1 Mini-Muffinform (für 24 Mini-Muffins)
1 Spritzbeutel mit Sterntülle (Ø 9 mm)

ZUBEREITUNGSZEIT:
etwa 50 Minuten, ohne Abkühlzeit

BACKZEIT:
etwa 20 Minuten

1. Den Backofen vorheizen.
Ober-/Unterhitze: etwa 180 °C – Heißluft: etwa 160 °C

2. Für den Teig die Butter mit Salz und braunem Zucker mit einem Mixer (Rührstäbe) auf höchster Stufe geschmeidig rühren. So lange rühren, bis eine gebundene Masse entstanden ist. Die Eier einzeln unterrühren (jedes Ei etwa ½ Minute).

3. Mehl mit Kakao, Lebkuchengewürz und Backpulver mischen und kurz auf mittlerer Stufe unterrühren.

4. Den Teig in die Mulden der Mini-Muffinform (gefettet) füllen und glatt streichen. Die Form auf dem Rost in den vorgeheizten Backofen schieben. **Die Cupcakes etwa 20 Minuten backen.**

5. Die Form auf einen Kuchenrost stellen. Achtung: Sehr heiß, Topflappen verwenden! Die Cupcakes etwa 5 Minuten in der Form stehen lassen. Dann aus der Form lösen und auf dem Kuchenrost erkalten lassen.

6. Für die Zimtsahne Mascarpone mit Puderzucker und Zimt verrühren. Sahne steif schlagen und unter die Mascarponecreme rühren.

7. Die Zimtsahne in den Spritzbeutel füllen. Die Cupcakes auf eine Platte setzen. Rosetten auf die Cupcakes spritzen. Mit Perlen, Herzen oder Sternchen bestreuen. Cupcakes bis zum Servieren in den Kühlschrank stellen.

Tipp

Alternativ kurz vor dem Servieren das Sahne-Topping mit etwas gemahlenem Zimt bestäuben oder mit gehackten Mandeln bestreuen.

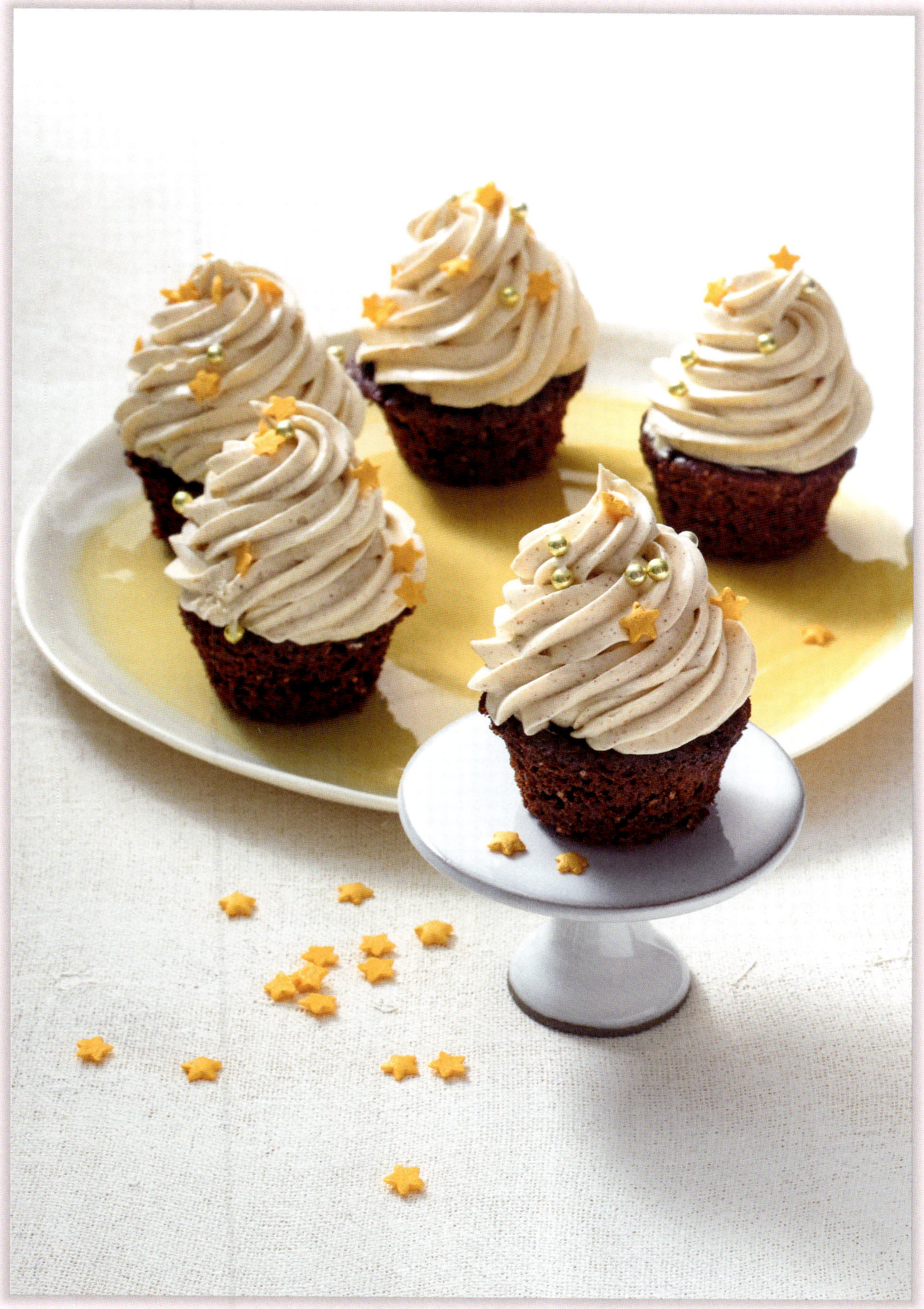

Weihnachtlicher Cheesecake

ZUTATEN FÜR 12 STÜCKE

FÜR DEN BODEN:
100 g Löffelbiskuits
100 g Zartbitter-Schokolade (etwa 60 % Kakaoanteil)
50 g Butter
¼ TL Lebkuchengewürz

FÜR DIE FRISCHKÄSECREME:
1 Bio-Orange (unbehandelt, ungewachst)
900 g Doppelrahm-Frischkäse
1 EL Speisestärke
200 g Zucker
1 Pck. Bourbon-Vanille-Zucker
2 Eier (Größe M)
150 g Schlagsahne

ZUM BESTÄUBEN:
1–2 EL Backkakao
½ TL Lebkuchengewürz

ZUBEREITUNGSZEIT:
30 Minuten, ohne Kühlzeit

BACKZEIT:
etwa 100 Minuten

1. Für den Boden die Löffelbiskuits in einem Blitzhacker fein zerbröseln und in eine Rührschüssel geben. Die Schokolade in Stücke brechen, mit der Butter in einem kleinen Topf im Wasserbad bei schwacher Hitze unter Rühren schmelzen. Die Schokolade mit dem Lebkuchengewürz zu den Biskuitbröseln geben und gut vermischen.

2. Den Backofen vorheizen.
Ober-/Unterhitze: etwa 180 °C – Heißluft: etwa 160 °C

3. Die Bröselmasse gleichmäßig auf dem Boden einer Springform (Ø 26 cm, mit Backpapier belegt, Rand eingefettet) verteilen und mit einem Löffel zu einem Boden andrücken. Die Form auf dem Rost in den vorgeheizten Backofen schieben. **Den Boden etwa 10 Minuten vorbacken.** Dann die Form auf einen Kuchenrost stellen. Achtung: Sehr heiß, Topflappen verwenden! **Die Backofentemperatur auf Ober-/Unterhitze: etwa 140 °C, Heißluft: etwa 120 °C herunterschalten.**

4. Für die Frischkäsecreme die Orange heiß abwaschen, abtrocknen und die Schale abreiben. Orange halbieren und den Saft auspressen. Den Frischkäse in eine Rührschüssel geben. Speisestärke, Zucker und Vanille-Zucker mischen, zum Frischkäse geben und mit einem Mixer (Rührstäbe) cremig rühren. Orangensaft und 1 Teelöffel Orangenschale hinzugeben und kurz unterrühren. Die Eier einzeln (jedes Ei etwa ½ Minute) unter die Frischkäsecreme rühren. Sahne ebenfalls unterrühren.

5. Die Frischkäsemasse auf den vorgebackenen Boden geben und glatt streichen. Die Form wieder auf dem Rost in den heißen Backofen schieben. **Den Cheesecake etwa 90 Minuten backen.** Die Kuchenoberfläche nach der Hälfte der Backzeit mit Backpapier belegen. Den Backofen ausschalten und den Kuchen im Backofen erkalten lassen.

6. Cheesecake in der Form am besten über Nacht in den Kühlschrank stellen. Anschließend den Kuchen aus der Form lösen und auf eine Tortenplatte setzen.

7. Einen Papierbogen zu einem Kreis (Ø 28 cm) ausschneiden. Den Kreis 4-mal falten und die Randknicke beschneiden, aber nicht durchschneiden. Dann auseinanderfalten, auf den Cheesecake legen. Kakao mit Zucker und Lebkuchengewürz mischen. Den Cheesecake mit der Kakaomischung bestäuben. Die Papierschablone abnehmen. Den Cheesecake-Rand mit der Kakaomischung bestäuben.

Tipp

Einfacher geht es, wenn du eine Torten-Dekorschablone zum Bestäuben verwendest.

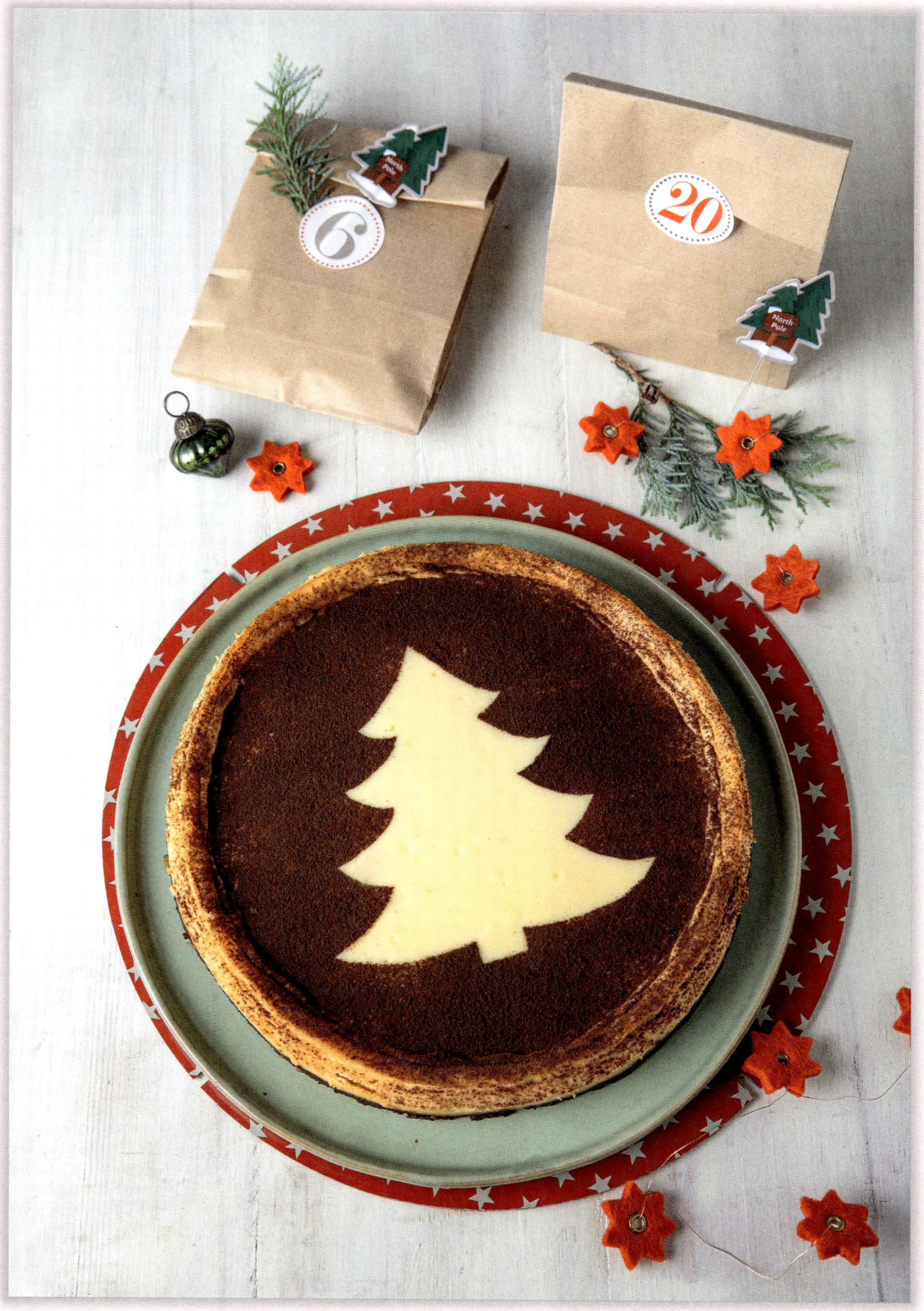
6
20
North Pole

Weihnachtlicher Kalter Hund

OHNE BACKEN

ZUTATEN FÜR 15 STÜCKE

FÜR DIE FÜLLUNG:
150 g Vollmilch-Kuvertüre
150 g Zartbitter-Kuvertüre (etwa 50 % Kakaoanteil)
125 g Schlagsahne
125 g Butter (zimmerwarm)
1 EL Kirschsaft

etwa 300 g Kakao-Butterkekse

ZUM BESTREICHEN:
75 g Schwarzkirschkonfitüre

ZUM DEKORIEREN:
etwa 100 g dunkle Kuchenglasur

ZUSÄTZLICH:
1 Kastenform (25 x 11 cm)

ZUBEREITUNGSZEIT:
etwa 60 Minuten, ohne Kühlzeit

BACKZEIT:
12–15 Minuten je Backblech

1. Für die Füllung die Kuvertüre in kleine Stücke hacken. Zwei Drittel davon mit der Sahne in einem Topf im Wasserbad bei schwacher Hitze unter Rühren schmelzen. Den Topf aus dem Wasserbad nehmen und die restliche Kuvertüre darin unter Rühren schmelzen. Kuvertüre abkühlen, aber nicht fest werden lassen.

2. Butter in einer Rührschüssel mit dem Mixer (Rührstäbe) schaumig rühren, Kuvertüre unterrühren. Kirschsaft hinzufügen. Die Creme zugedeckt erkalten lassen, aber nicht in den Kühlschrank stellen.

3. Zum Bestreichen Konfitüre in einem kleinen Topf pürieren und unter Rühren kurz aufkochen lassen. Die Kakao-Butterkekse damit bestreichen.

4. Ein Fünftel der weichen Kuvertürecreme in die Kastenform (gefettet, mit Backpapier auslegt) geben und mit einem Esslöffel glatt verstreichen. Kakaobutterkekse mit der mit Konfitüre bestrichenen Seite nach unten auf die Creme legen, etwas andrücken. Kekse bei Bedarf zerbrechen, damit sie in die Form passen. Nun so viel Schokoladencreme auf der Keksschicht verteilen, dass diese bedeckt ist. Abwechselnd Schokoladencreme und Kekse in die Kastenform einschichten (7–8 Schichten). Die letzte Schicht sollte aus Keksen bestehen.

5. Die Kastenform zugedeckt etwa 5 Stunden in den Kühlschrank stellen (am besten über Nacht, damit die Creme vollständig fest wird.)

6. Den Kuchen aus der Form lösen und auf eine Kuchenplatte stürzen, Backpapier entfernen. Die Kuchenglasur nach Packungsanleitung schmelzen und etwa 5 Minuten abkühlen lassen. Dann mit einem Löffel als dünne Linien über den Kalten Hund ziehen.

Tipp

Schneide den Kuchen am besten mit einem vorgewärmten Messer in Scheiben. Schön sieht es aus, wenn du den Kalten Hund zusätzlich mit Gebäcksternen verzierst (entweder gekauft oder selbst gemacht, z. B. Diamanten- und Perlen-Plätzchen, siehe Seite 8).

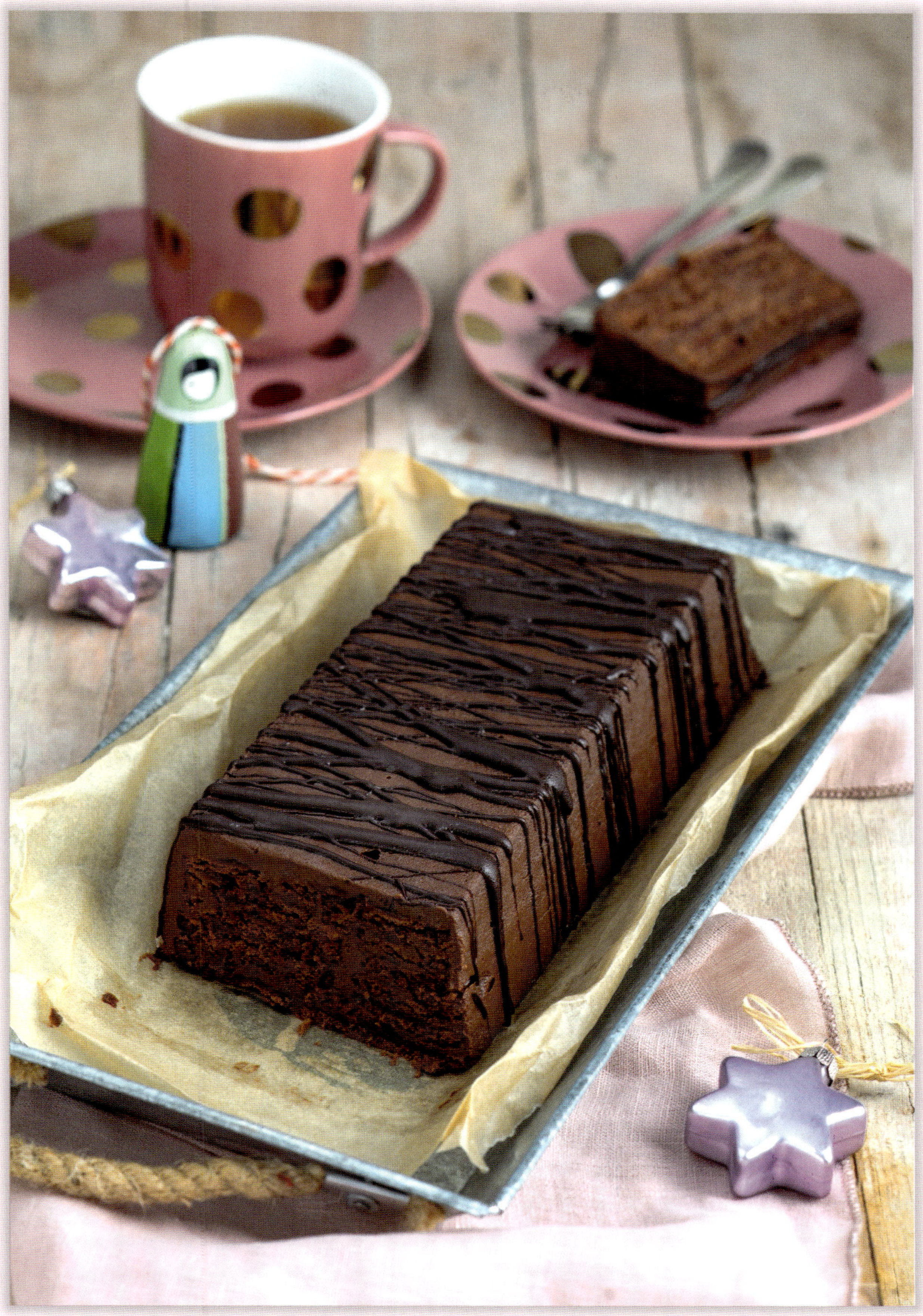

Zebra-Gewürzkuchen

ZUTATEN FÜR 15 STÜCKE

ZUM VORBEREITEN:

200 g vorgegarte Rote Bete (vakuumverpackt)
100 ml Orangensaft
1 gestr. TL Natron
100 g flüssiger Honig
2 Eier (Größe M)
30 g neutrales Speiseöl, z. B. Rapsöl

FÜR DEN TEIG:

150 g Weizenmehl
50 g Hartweizengrieß
2–3 gestr. TL Lebkuchengewürz
80 g gem. Haselnusskerne
20 g brauner Zucker
1 Pck. Vanillin-Zucker
1 Prise Salz

ZUM BESTÄUBEN:

20 g Puderzucker

ZUSÄTZLICH:

1 Kastenform (25 x 11 cm)

ZUBEREITUNGSZEIT:

etwa 20 Minuten, ohne Abkühlzeit

BACKZEIT:

etwa 45 Minuten

1. Den Backofen vorheizen.
Ober-/Unterhitze: etwa 180 °C – Heißluft: etwa 160 °C

2. Zum Vorbereiten die Rote Bete in Stücke schneiden. Rote-Bete-Stücke mit Orangensaft und Natron in einen hohen Rührbecher geben und fein pürieren. Honig, Eier und Speiseöl hinzugeben und kurz unterpürieren.

3. Für den Teig Mehl mit Hartweizengrieß, Lebkuchengewürz, Haselnusskernen, Zucker, Vanillin-Zucker und Salz in einer Rührschüssel mischen.

4. Das Rote-Bete-Püree zu der Mehlmischung geben und mit einem Mixer (Rührstäbe) auf niedrigster Stufe kurz unterrühren.

5. Den Teig in die Kastenform (gefettet, mit passend geschnittenem Backpapier ausgelegt) geben und glatt streichen. Die Form auf dem Rost in den vorgeheizten Backofen schieben. **Den Gewürzkuchen etwa 45 Minuten backen.**

6. Die Form auf einen Kuchenrost stellen. Den Kuchen etwa 5 Minuten in der Form abkühlen lassen. Anschließend vorsichtig aus der Form stürzen, mitgebackenes Backpapier vorsichtig abziehen, Kuchen umdrehen und auf dem Kuchenrost erkalten lassen.

7. Für das Zebramuster mehrere Papierstreifen auf den Kuchen legen. Den Kuchen mit Puderzucker bestäuben, dann die Papierstreifen vorsichtig wieder entfernen.

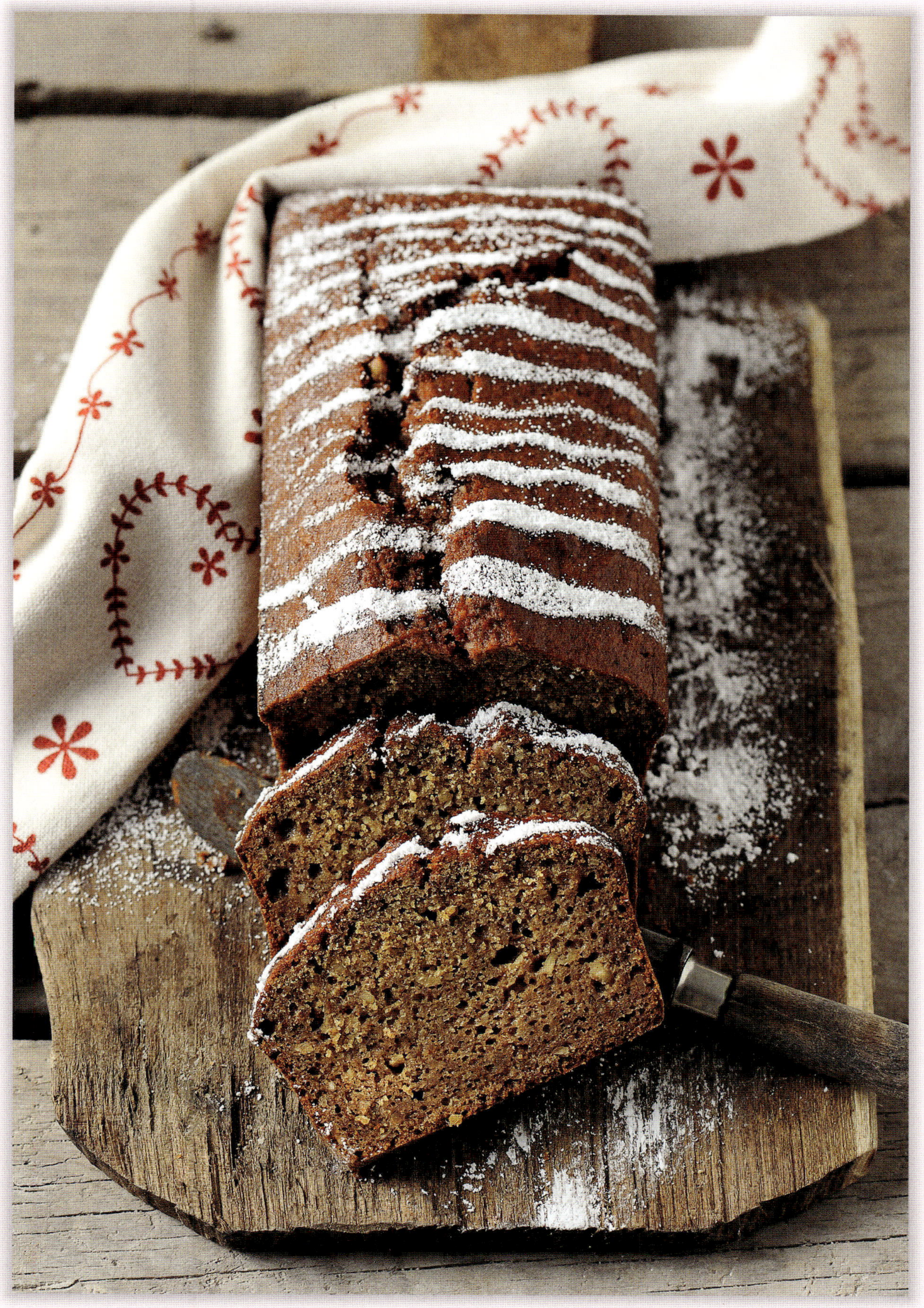

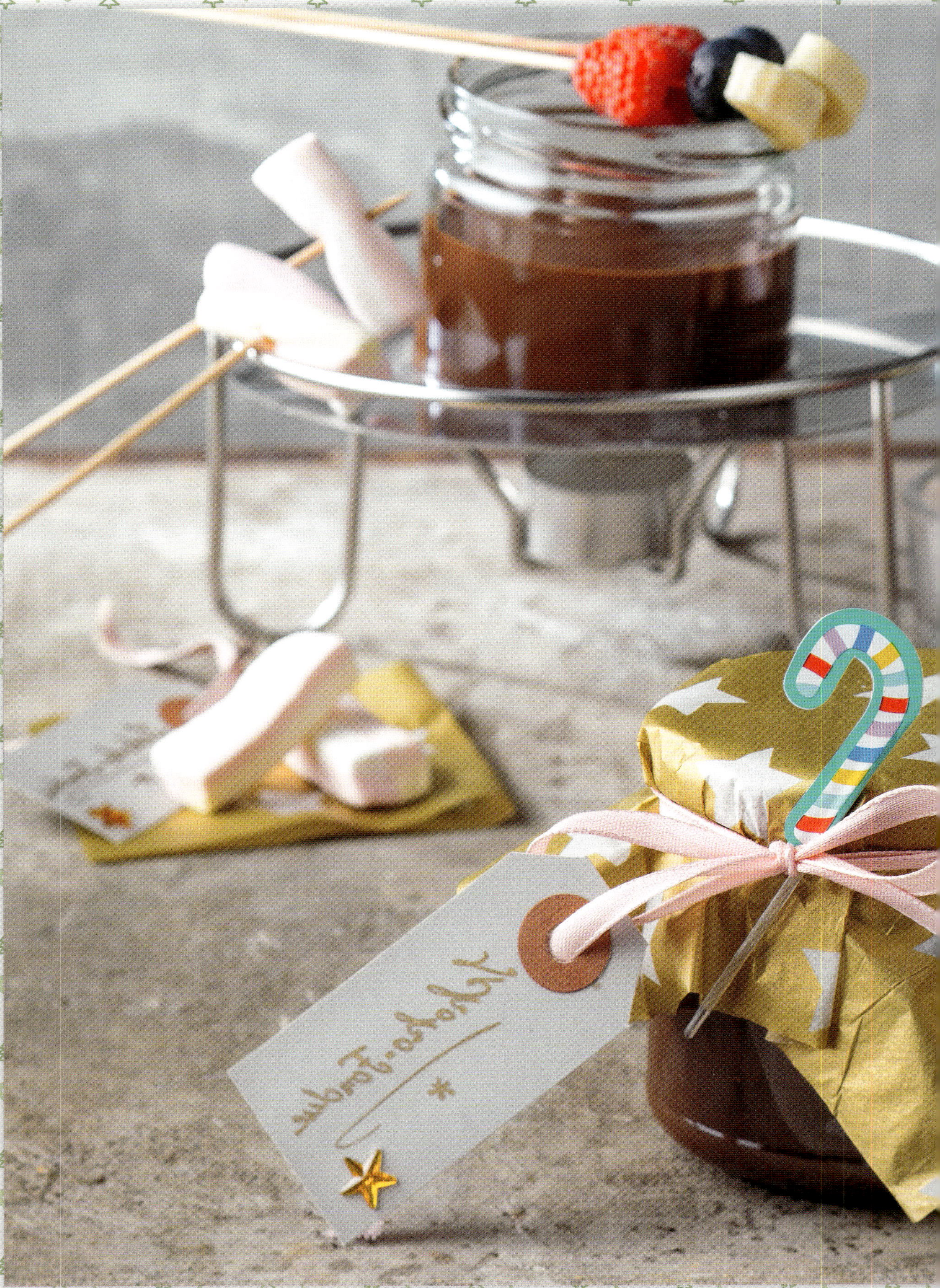
Schoko-Fondue

Kulinarische Geschenke

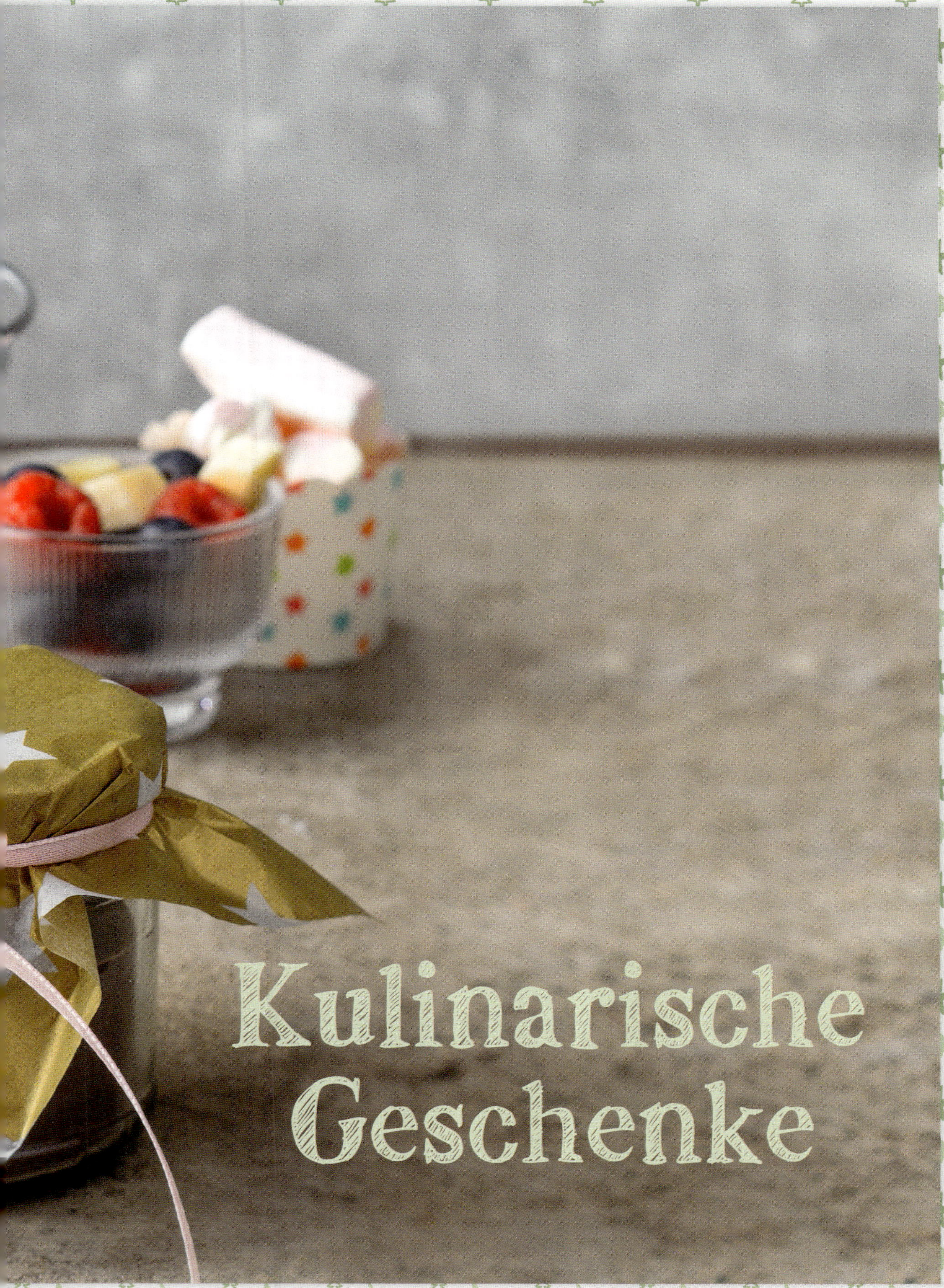

Adventskalender

ZUTATEN FÜR 24 STÜCK

FÜR DEN LEBKUCHENTEIG:
300 g Butter (zimmerwarm)
160 g brauner Zucker
180 g flüssiger Honig
4 Eier (Größe M)
360 g Weizenmehl
2 gestr. TL Backpulver
100 g gem. Haselnusskerne
1 Prise Salz, 1 TL gem. Zimt
1 TL Lebkuchengewürz

ZUM BESTREICHEN:
400 g rotes Johannisbeergelee
50 g Zucker

ZUM VERZIEREN UND GARNIEREN:
500 g Zartbitter-Kuvertüre (etwa 50 % Kakaoanteil)
20 g Kokosfett
1 Pck. Marzipandecke, rot (300 g)
1 Pck. Marzipandecke, grün (300 g)
etwas Puderzucker, rote Nonpareilles
1 Tube weiße Zuckerschrift

ZUSÄTZLICH:
Ausstecher in verschiedenen Stern- und Schneeflockenformen (Ø 3–4 cm)
24 Papierbackförmchen

ZUBEREITUNGSZEIT:
etwa 2 Stunden, ohne Abkühlzeit

BACKZEIT:
etwa 25 Minuten

1. Den Backofen vorheizen.
Ober-/Unterhitze: etwa 180 °C – Heißluft: etwa 160 °C

2. Für den Teig Butter, Rohrzucker und Honig in einer Rührschüssel mit einem Mixer (Rührstäbe) auf höchster Stufe in etwa 2 Minuten schaumig schlagen. Eier einzeln unterrühren (jedes Ei etwa ½ Minute).

3. Mehl mit Backpulver, Haselnusskernen, Salz, Zimt und Lebkuchengewürz mischen und in 2 Portionen kurz auf mittlerer Stufe unter die Butter-Eier-Masse rühren.

4. Einen Backrahmen in der Größe von etwa 27 x 36 cm auf ein Backblech (mit Backpapier belegt) stellen. Den Teig in dem Backrahmen glatt verstreichen. Das Backblech in den vorgeheizten Backofen schieben. **Die Gebäckplatte etwa 25 Minuten backen.**

5. Das Backblech auf einen Kuchenrost stellen. Achtung: Sehr heiß, Topflappen verwenden! Die Gebäckplatte erkalten lassen und anschließend so halbieren, dass 2 Gebäckstücke in der Größe von 18 x 27 cm entstehen.

6. Zum Bestreichen Johannisbeergelee mit Zucker in einem Topf etwa 1 Minute unter Rühren kochen. Eine Gebäckplatte mit der Hälfte des Johannisbeergelees bestreichen. Die zweite Gebäckplatte vom Backpapier lösen und darauflegen. Das restliche Gelee darauf verstreichen und erkalten lassen. Anschließend in 4 etwa 4 ½ cm breite Streifen schneiden. Die Streifen dann in etwa 4 ½ cm große Würfel schneiden.

7. Zum Verzieren und Garnieren Kuvertüre in Stücke hacken und mit Kokosfett im Wasserbad bei schwacher Hitze unter Rühren schmelzen. Die Gebäckwürfelseiten in die Kuvertüre tauchen und auf einen großen Kuchenrost (mit Backpapier belegt) setzen. Die restliche Kuvertüre auf den Gebäckwürfeln verteilen.

8. Rote und grüne Marzipandecke aus der Packung nehmen, abrollen und Sterne ausstechen. Sterne auf den noch feuchten Guss legen und leicht andrücken. Mit Nonpareilles bestreuen. Den Kuvertüreguss fest werden lassen, dann Gebäckwürfel vorsichtig vom Backpapier lösen und in Papierbackförmchen setzen. Mit der Zuckerschrift Zahlen auf die Sterne schreiben.

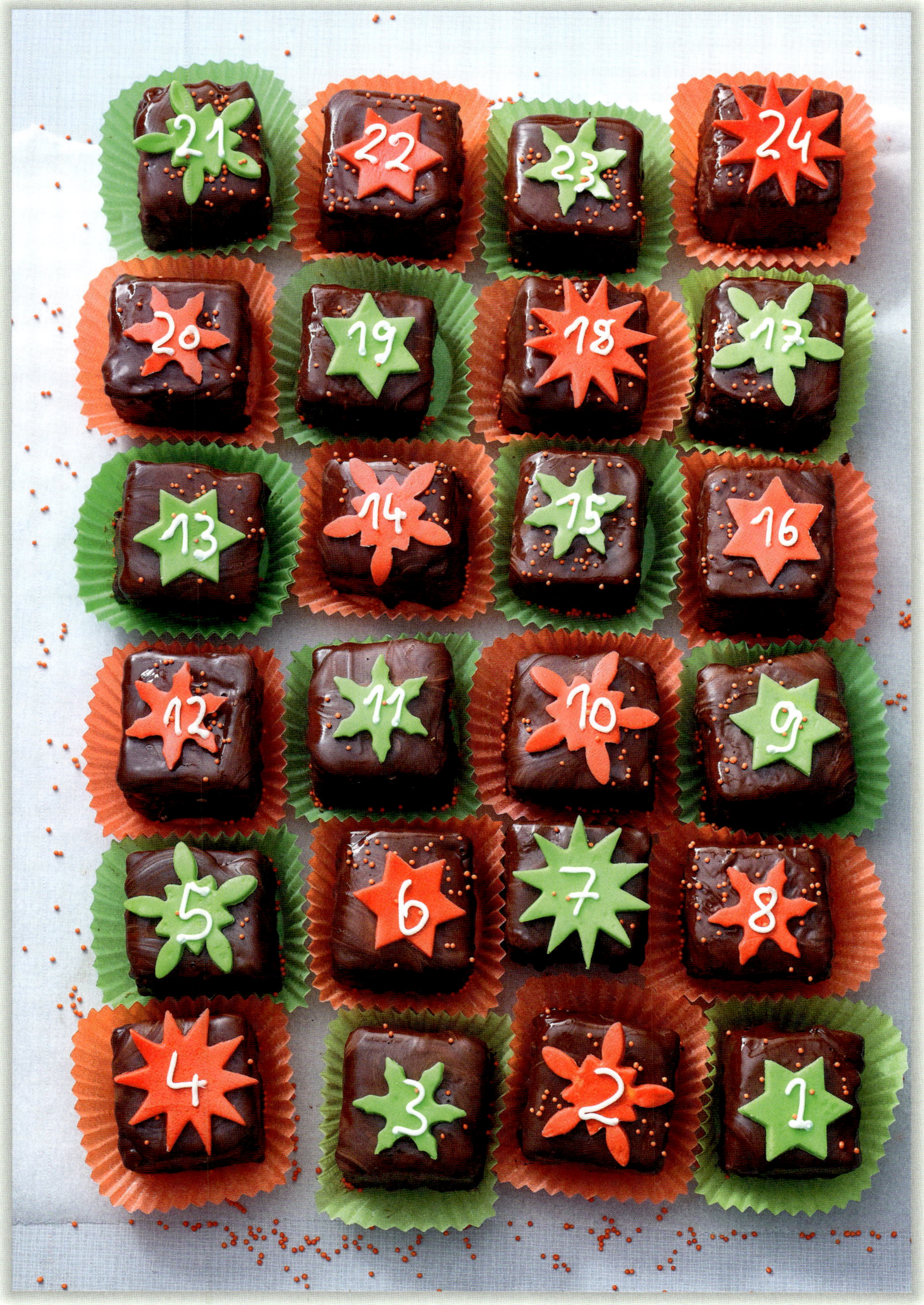

Backmischung für Apple Cookies

ZUTATEN FÜR 1 BACKMISCHUNG FÜR 8–9 GROSSE COOKIES

FÜR DIE BACKMISCHUNG:
2 EL kernige Haferflocken
80 g brauner Zucker
80 g Weizenmehl
1 Msp. Natron
1 Prise Salz
25 g getrocknete Cranberrys
50 g geröstete, gestiftelte Mandeln

ZUSÄTZLICH:
1 Trichter mit größer Öffnung (Marmeladentrichter)
1 saubere, gut verschließbare Glasflasche mit weiter Öffnung (etwa 500 ml)
1 großer Geschenkanhänger

ZUBEREITUNGSZEIT:
etwa 15 Minuten

HALTBARKEIT:
etwa 4 Wochen

1. Für die Backmischung zunächst die Haferflocken, dann den braunen Zucker mithilfe des Trichters in die Glasflasche geben.

2. In einer Rührschüssel Mehl mit Natron und Salz mischen. Die Mehlmischung ebenfalls mit dem Trichter in die Flasche schichten. Darauf nacheinander Cranberrys und Mandeln schichten. Die Flasche gut verschließen.

3. Auf die Vorderseite des Anhängers die zusätzlich benötigten frischen Zutaten für die Cookies schreiben: 1 kleiner Apfel (etwa 100 g), 75 g Butter, 1 Ei.

4. Auf die Rückseite des Anhängers die Zubereitungsanleitung für die Cookies schreiben: „Apfel schälen, vierteln, entkernen und klein schneiden. Butter und Ei mit einem Mixer (Rührstäbe) kurz auf niedrigster, dann auf höchster Stufe schaumig schlagen. Die Backmischung und den Apfel unterheben. Den Teig mit einem Eisportionierer in runden Häufchen mit Abstand auf ein Backblech (gefettet, mit Backpapier belegt) setzen, mit einem in Wasser getauchten Löffel zu flachen Cookies verstreichen. Das Backblech in den vorgeheizten Backofen (Ober-/Unterhitze: etwa 200 °C, Heißluft: etwa 180 °C) schieben. Die Apple Cookies etwa 15 Minuten backen.“

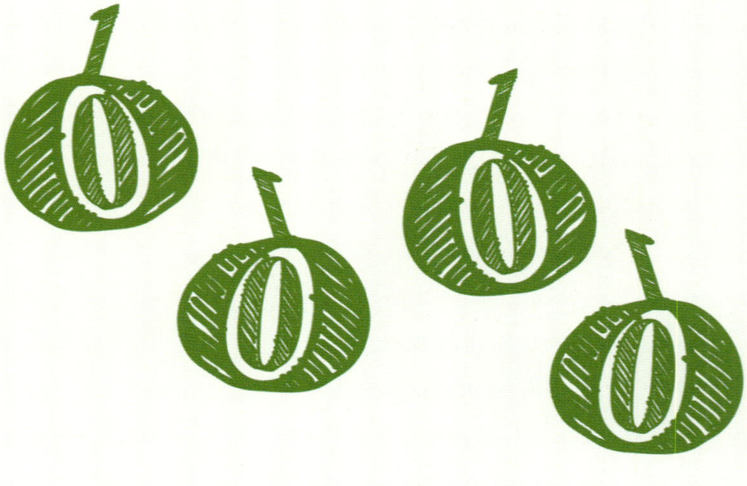

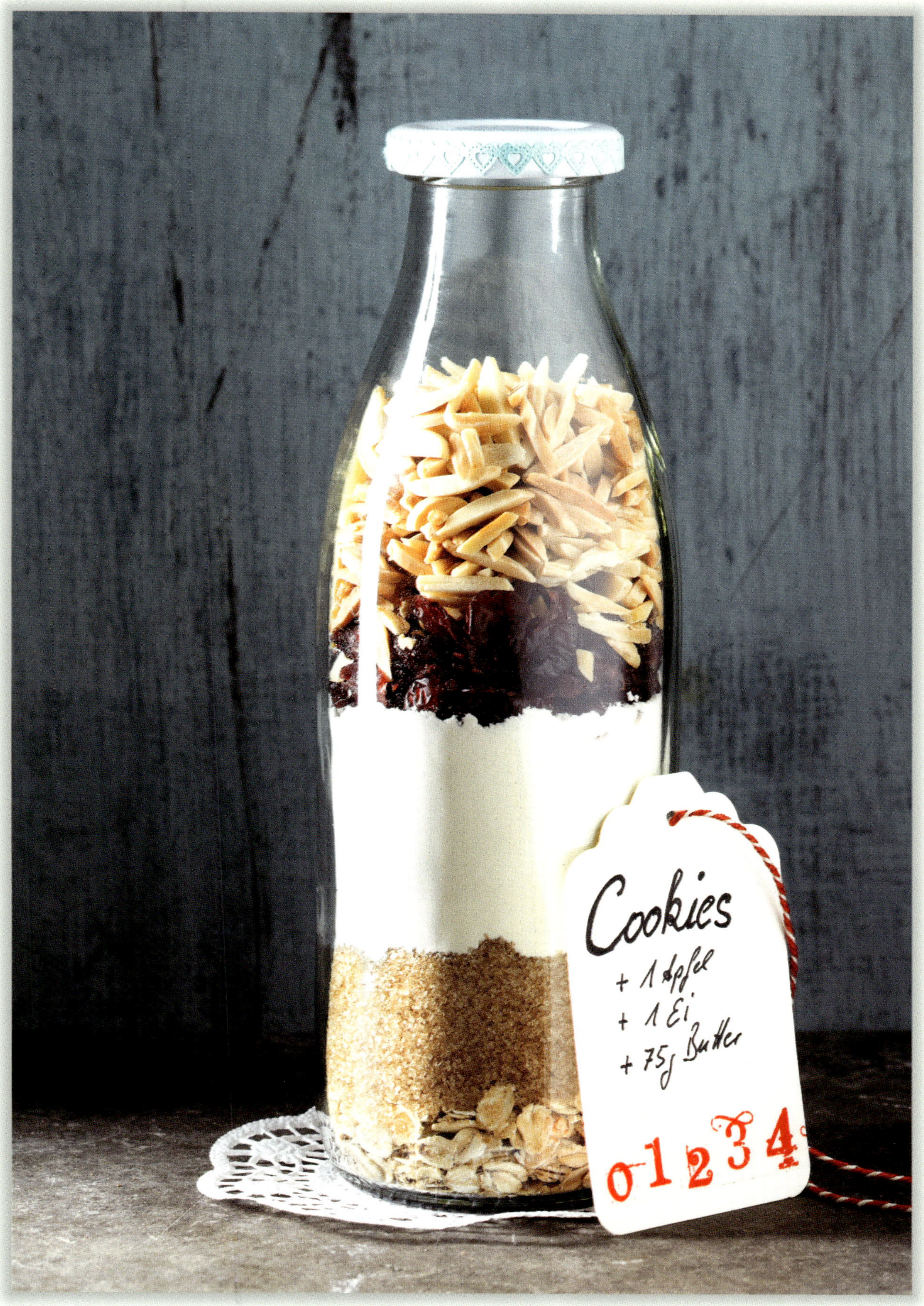
Cookies
+ 1 Apfel
+ 1 Ei
+ 75 g Butter
0 1 2 3 4

Baumkuchen-Petits-Fours

ZUTATEN FÜR 48 STÜCK

FÜR DEN RÜHRTEIG:

2 Eiweiß (Größe M)
200 g Butter oder Margarine (zimmerwarm)
175 g Zucker
1 Pck. Vanillin-Zucker
2 Eier (Größe M)
2 Eigelb (Größe M)
100 g Weizenmehl
50 g Speisestärke
2 gestr. TL Backpulver
50 g abgezogene, gem. Mandeln

FÜR DEN GUSS:

100 g Zartbitter-Kuvertüre (etwa 50 % Kakaoanteil)
2 TL Sonnenblumenöl
100 g weiße Kuvertüre

ZUBEREITUNGSZEIT:

etwa 75 Minuten, ohne Abkühlzeit

BACKZEIT:

etwa 2 Minuten je Schicht

1. Den Backofengrill vorheizen.

2. Für den Teig Eiweiß sehr steif schlagen und beiseitestellen. Butter oder Margarine mit einem Mixer (Rührstäbe) auf höchster Stufe geschmeidig rühren. Zucker und Vanillin-Zucker nach und nach unterrühren. So lange rühren, bis eine gebundene Masse entstanden ist.

3. Eier und Eigelb nach und nach unterrühren (jedes Ei/Eigelb etwa ½ Minute). Mehl mit Speisestärke, Backpulver und Mandeln mischen, in 2 Portionen kurz auf mittlerer Stufe unterrühren. Zuletzt Eischnee unterheben.

4. Einen Backrahmen (etwa 24 x 18 cm) auf ein Backblech (gefettet, mit Backpapier belegt) stellen. 3 Esslöffel des Teiges hineingeben und mit einem breiten Backpinsel verteilen. Das Backblech unter den vorgeheizten Grill schieben (Abstand zwischen Grill und Teigschicht etwa 20 cm). **Die Teigschicht in etwa 2 Minuten hellbraun grillen.** Achtung: Sehr heiß, Topflappen verwenden!

5. Das Backblech auf einen Kuchenrost stellen und als zweite Schicht wieder 3 Esslöffel des Teiges auf die gegrillte Schicht streichen. Das Backblech wieder unter den heißen Grill schieben und etwa 2 Minuten grillen.

6. Auf diese Weise den ganzen Teig verarbeiten, dabei die Einschubhöhe nach Möglichkeit so verändern, dass der Abstand von etwa 20 cm zwischen Grill und Teigschicht bestehen bleibt.

7. Nach dem Backen den Backrahmen mit einem Messer lösen und entfernen. Achtung: Sehr heiß, Topflappen verwenden! Den Baumkuchen mit dem Backpapier vom Backblech auf einen Kuchenrost ziehen und erkalten lassen. Dann den Baumkuchen in Würfel (etwa 3 x 3 cm) schneiden.

8. Für den Guss Zartbitter-Kuvertüre in Stücke hacken, mit 1 Teelöffel Sonnenblumenöl in einem Topf im Wasserbad bei schwacher Hitze unter Rühren schmelzen.

9. Die Hälfte der Petits Fours mithilfe einer (Pralinen-)Gabel in die Zartbitter-Kuvertüre tauchen. Petits Fours kurz abtropfen lassen, dann auf einen mit Backpapier belegten Kuchenrost setzen. Guss trocknen lassen.

10. Weiße Kuvertüre wie zuvor beschrieben mit dem restlichen Speiseöl schmelzen. Restliche Petits Fours damit überziehen, trocknen lassen.

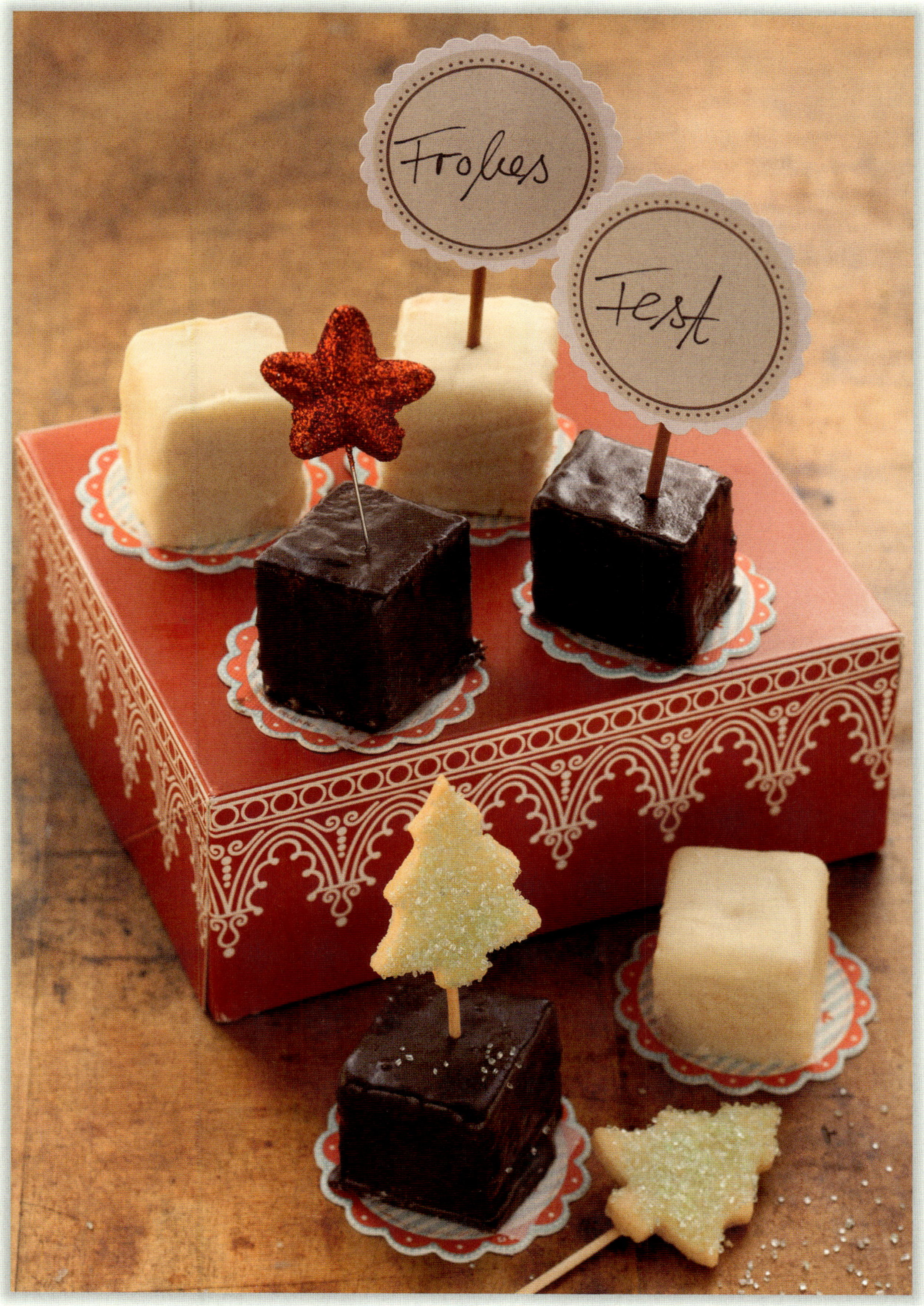
Frohes
Fest

Brownie-Mix zum Verschenken

ZUTATEN FÜR 2 GLÄSER

FÜR DEN MIX:
460 g Weizenmehl
1 gestr. TL Salz
3 gestr. TL Backpulver
2 TL Lebkuchengewürz
80 g Backkakao
360 g Zucker
200 g Schoko-Tröpfchen

ZUSÄTZLICH:
2 Einmachgläser mit Deckel (je etwa 250 ml)
2 bunte Papierbackförmchen (alternativ kleine Papierservietten)
dünnes Geschenkband
4 kleine Weihnachtsbaumkugeln
2 kleine Schilder zum Beschriften

ZUBEREITUNGSZEIT:
etwa 15 Minuten

BACKZEIT:
etwa 25 Minuten

1. Für den Mix das Mehl mit Salz, Backpulver und Gewürz mischen und jeweils die Hälfte davon in die Einmachgläser füllen. Nun je die Hälfte des Kakaopulvers vorsichtig mit einem Löffel daraufgeben, sodass eine zweite Schicht entsteht. Dann jeweils die Hälfte des Zuckers und zuletzt die Schoko-Tröpfchen daraufgeben. Die Gläser mit Deckeln fest verschließen.
2. Die Papierbackförmchen mit dem Boden nach oben auf die Deckel der Gläser legen und mit Geschenkband festbinden. An das Geschenkband die Weihnachtsbaumkugel binden.
3. Die kleinen Schilder mit folgendem Text beschriften: Vorderseite: „Weihnachtlicher Brownie-Mix“ Rückseite: „Zubereitung: Den Backofen vorheizen. Ober-/Unterhitze: etwa 180 °C. Eine Brownieform fetten. Den Brownie-Mix in einer Schüssel mit 250 ml Sonnenblumenöl und 4 Eiern (Größe M) mit einem Mixer (Rührstäbe) kurz zu einem glatten Teig verrühren. Den Teig in die vorbereitete Form füllen und glatt verstreichen. Brownies etwa 25 Minuten backen.“
4. Das Schild auch an das Geschenkband knoten.

Rezeptvariante:
Für **Salzbrezel-Brownies** die Brownies am Ende mit 150 g flüssiger Zartbitter-Kuvertüre überziehen. Etwa 30 kleine Snack-Salzbrezeln darauf verteilen.

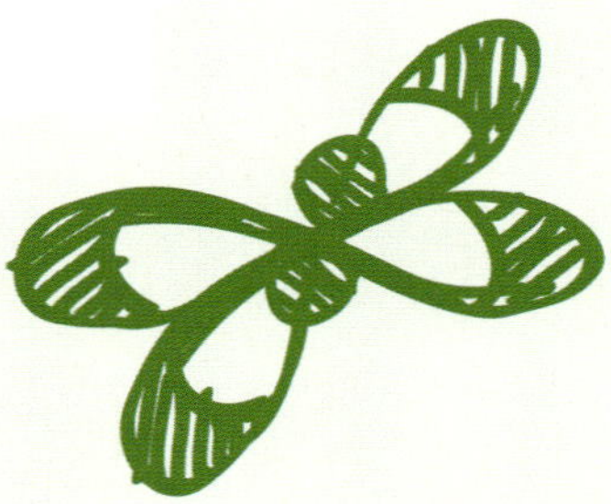

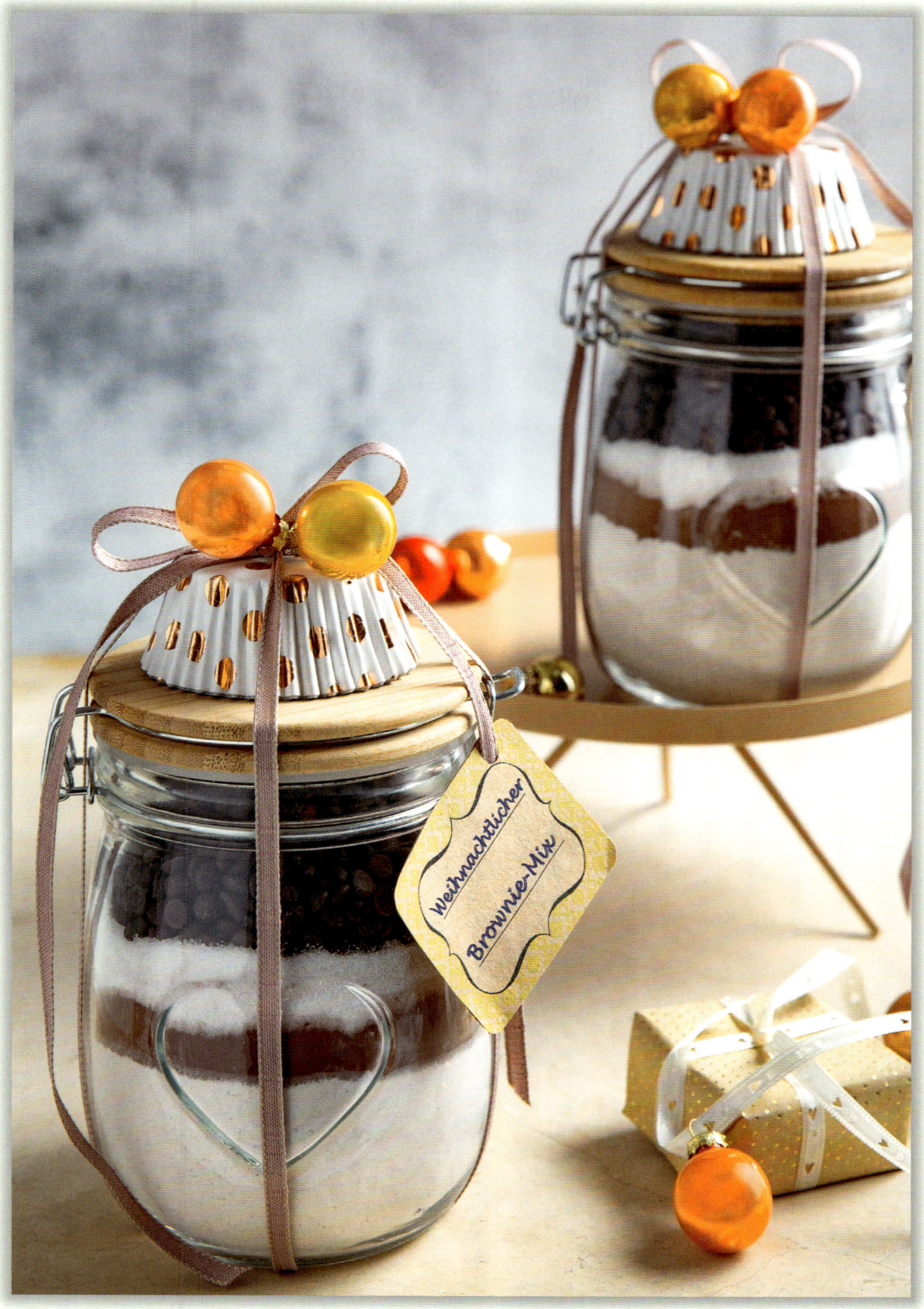
Weihnachtlicher
Brownie-Mix

Cashew-Schneekugeln

ZUTATEN FÜR 40 STÜCK

ZUM VORBEREITEN:
100 g Cashewkerne

FÜR DEN TEIG:
180 g Butter (zimmerwarm)
50 g Puderzucker
1 Prise Salz
1 Eigelb (Größe M)
220 g Weizenmehl

FÜR DIE FÜLLUNG:
60 g Aprikosenkonfitüre

ZUM BESTÄUBEN:
60 g Puderzucker

ZUSÄTZLICH:
Spritzbeutel mit Lochtülle (Ø 1 ½ cm)

ZUBEREITUNGSZEIT:
etwa 50 Minuten, ohne Abkühlzeit

BACKZEIT:
etwa 10 Minuten je Backblech

HALTBARKEIT:
2–3 Wochen

1. Zum Vorbereiten die Cashewkerne grob hacken.

2. Den Backofen vorheizen.
Ober-/Unterhitze: etwa 190 °C – Heißluft: etwa 170 °C

3. Für den Teig Butter, Puderzucker, Salz und Eigelb mit einem Mixer (Rührstäbe) zunächst kurz auf niedrigster, dann auf höchster Stufe in etwa 4 Minuten schaumig schlagen. Das Mehl mit den Cashewkernen mischen und mit einem Teigschaber unterheben.

4. Den Teig in den Spritzbeutel füllen und in Tupfen (Ø etwa 2 cm) auf Backbleche (gefettet, mit Backpapier belegt) spritzen. Dabei genügend Abstand zwischen den Tupfen lassen.

5. Die Backbleche nacheinander (bei Heißluft zusammen) in den vorgeheizten Backofen schieben. **Die Tupfen etwa 10 Minuten je Backblech backen.**

6. Die Tupfen mit dem Backpapier von den Backblechen auf Kuchenroste ziehen. Achtung: Sehr heiß, Topflappen verwenden! Plätzchen erkalten lassen.

7. Für die Füllung die Konfitüre glatt rühren und evtl. durch ein Sieb streichen. Die Hälfte der Tupfen auf der Unterseite mit jeweils etwas von der Konfitüre bestreichen. Die restlichen Tupfen mit der Unterseite daraufsetzen und leicht andrücken.

8. Den Puderzucker zunächst über die Kugeln sieben, dann die Kugeln darin wälzen.

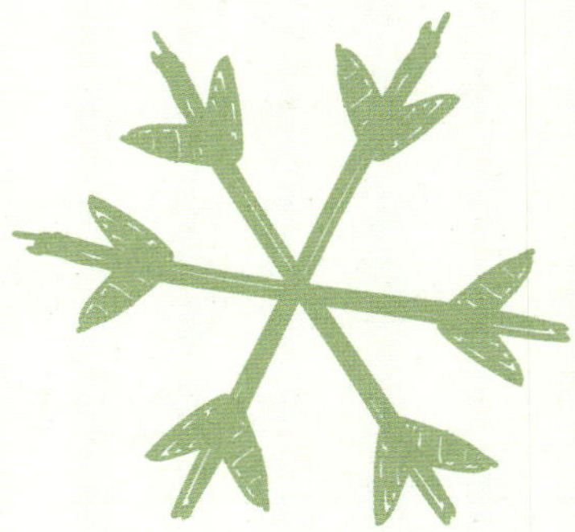

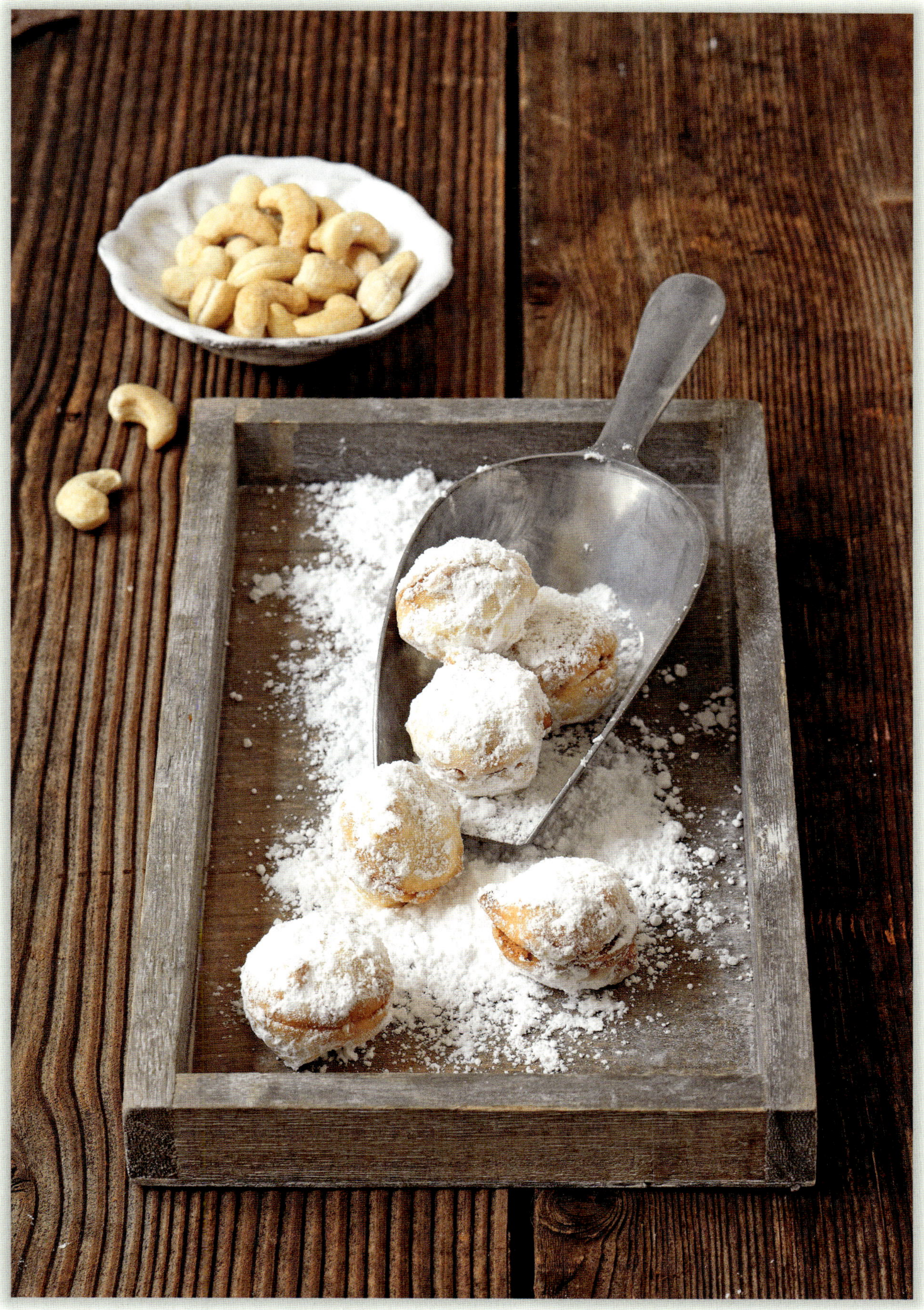

Erdbeermandeln zum Verschenken

ZUTATEN FÜR 2 PORTIONEN

100 g ungeschälte Mandeln
40 g weiße Schokolade
15 g Erdbeerpulver (gefriergetrocknet)
10 g Puderzucker

ZUSÄTZLICH:

1 verschließbare Frischhaltedose
1 Bogen Backpapier
2 Zellophantüten
2 Geschenkanhänger
Geschenkband

ZUBEREITUNGSZEIT:

etwa 15 Minuten, ohne Trockenzeit

BACKZEIT:

etwa 13 Minuten

HALTBARKEIT:

mind. 10 Tage

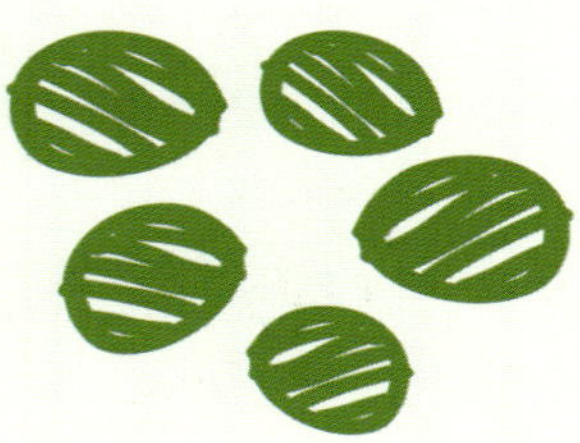

1. Den Backofen vorheizen.
Ober-/Unterhitze: etwa 180 °C – Heißluft: etwa 160 °C

2. Die Mandeln auf einem Backblech verteilen. Das Backblech in den vorgeheizten Backofen schieben. **Die Mandeln etwa 13 Minuten rösten.**

3. In der Zwischenzeit die Schokolade hacken und in die Frischhaltedose geben. Das Erdbeerpulver mit dem Puderzucker mischen.

4. Die heißen Mandeln auf die Schokolade in die Frischhaltedose geben. Achtung: Sehr heiß, Topflappen verwenden! Mandeln mit einem Löffel mit der Schokolade verrühren, bis die Schokolade geschmolzen und mit den Mandeln vermischt ist. Die Erdbeermischung zu den Mandeln geben und die Frischhaltedose verschließen. Die Dose nun 1 Minute kräftig schütteln. Mandeln auf den Backpapierbogen geben und vorsichtig darauf verteilen. Mandeln trocknen lassen.

5. Die getrockneten Mandeln zum Verschenken in Zellophantüten füllen, mit Geschenkband verschließen und jeweils einen Geschenkanhänger daran befestigen.

Tipp

Du kannst anstelle der Mandeln auch geschälte Haselnuss-, Pistazien-, Erdnuss- oder Macadamianusskerne verwenden.

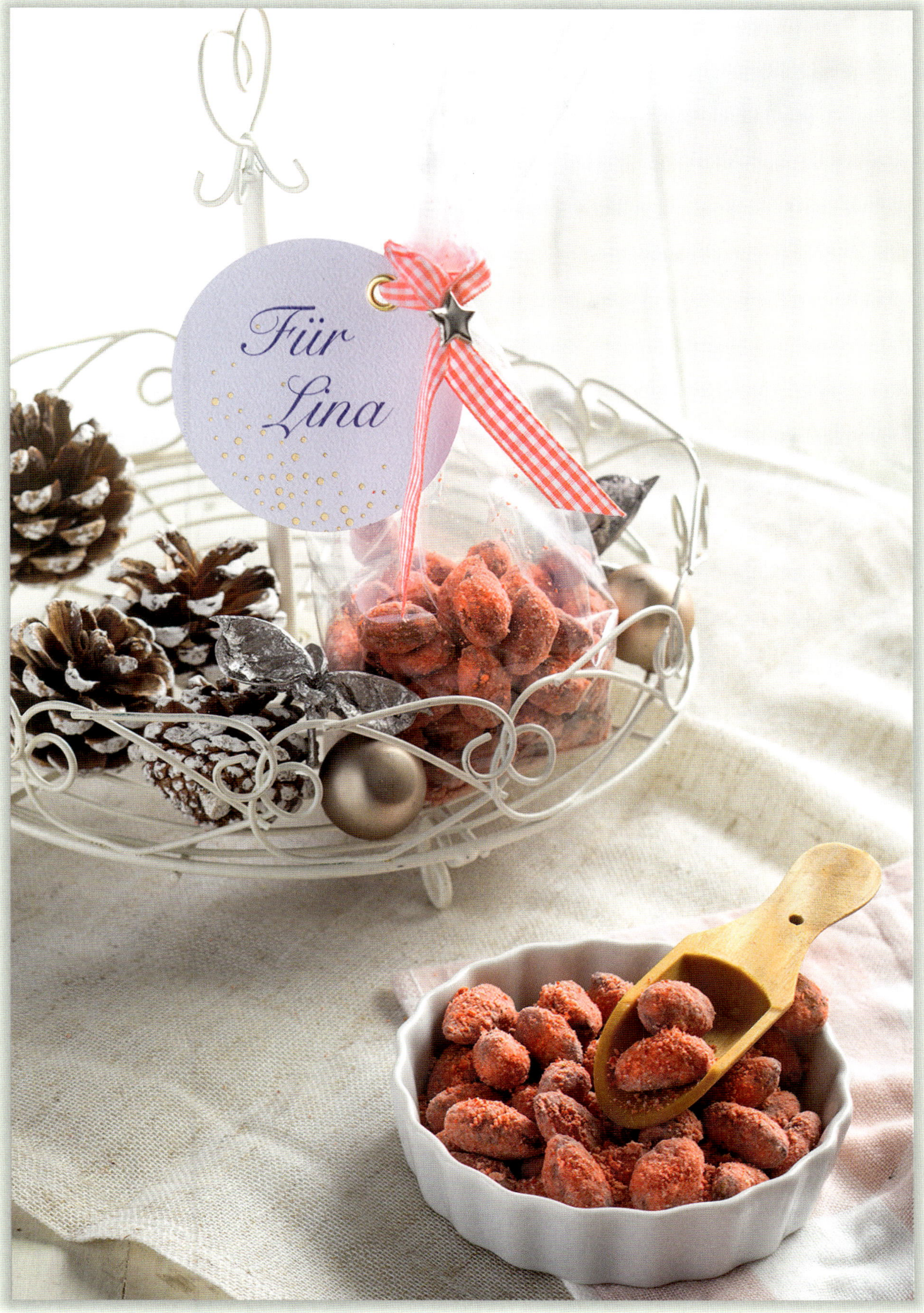
Für
Lina

Heiße Schokolade am Stiel

OHNE BACKEN

ZUTATEN FÜR 12 STÜCK

FÜR DIE SCHOKOLADEN-LOLLIS:

250 g Zartbitter-Kuvertüre
250 g Vollmilch-Kuvertüre
1 TL Backkakao
1 Pck. Bourbon-Vanille-Zucker
1 TL gem. Zimt
½ TL Bittermandel-Aroma (aus dem Röhrchen)
evtl. einige getrocknete Chiliflocken

ZUSÄTZLICH:

12 kleine Silikonförmchen, z. B. Sterne und Herzen (etwa 7 cm groß)
12 Teelöffel aus Holz, Metall oder Bambus

ZUBEREITUNGSZEIT:

etwa 25 Minuten, ohne Anzieh- und Abkühlzeit

HALTBARKEIT:

1–2 Monate

1. Für die Schokoladen-Lollis beide Kuvertüresorten in kleine Stücke hacken. Zwei Drittel beider Kuvertüresorten zusammen in einem Topf im Wasserbad bei schwacher Hitze unter Rühren schmelzen. Den Topf aus dem Wasserbad nehmen und die restliche Kuvertüre darin unter Rühren schmelzen.

2. Anschließend Kakao, Vanille-Zucker, Zimt und Aroma unterrühren. Die Kuvertüremasse in 12 gleich großen Portionen (je etwa 40 ml) mithilfe eines Teelöffels in den Förmchen verteilen. Die Oberfläche nach Belieben mit getrockneten Chiliflocken bestreuen.

3. Die Kuvertüremasse etwas fest werden lassen. Anschließend jeweils 1 Teelöffel in die Kuvertüre stecken. Die Lollis vollständig erkalten lassen, am besten über Nacht.

4. Die Schoko-Lollis vorsichtig aus den Förmchen lösen.

Tipp

Zum Verschenken: Jeden Lolli in ein Muffin-Papierbackförmchen setzen und in einem Zellophantütchen verpacken. Die Schoko-Lollis zusammen mit einem schönen Trinkbecher für die heiße Schokolade verschenken. Das Rezept für die heiße Schokolade dazulegen: „Den Schoko-Lolli in 250 ml heiße Milch geben und unter Rühren darin auflösen. Schmeckt wunderbar!"

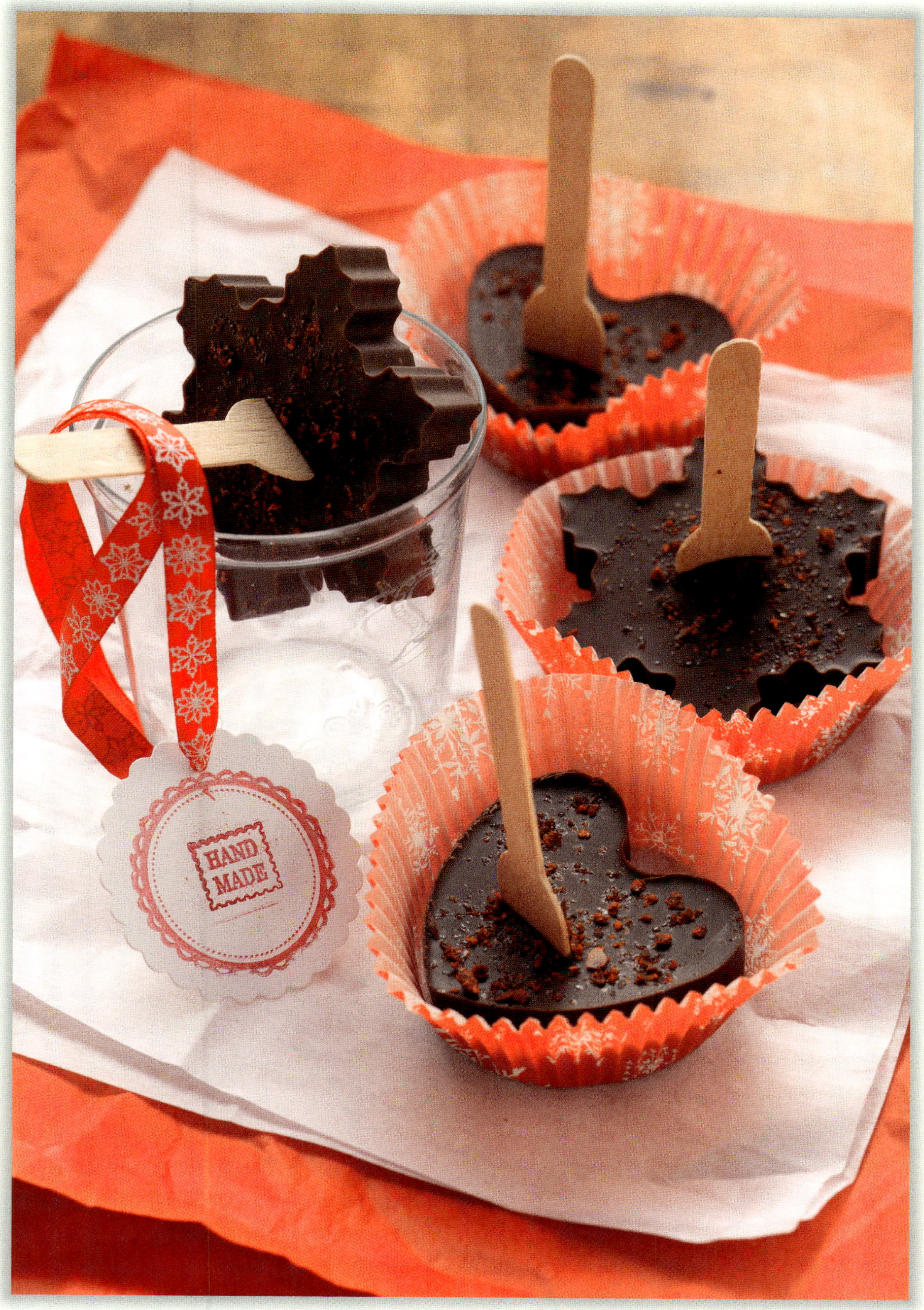
HAND
MADE

Honignüsse

OHNE BACKEN

ZUTATEN FÜR 4 GLÄSER (JE ETWA 200 G)

FÜR DIE HONIGNÜSSE:

50 g Pinienkerne
100 g Walnusskerne
100 g Haselnusskerne
1 Vanilleschote
500 g flüssiger Honig, z. B. Wald- oder Akazienhonig
3 EL Apfelsaft

ZUSÄTZLICH:

4 vorbereitete Gläser mit Schraubdeckeln (je etwa 200 ml)

ZUBEREITUNGSZEIT:

etwa 20 Minuten, ohne Abkühlzeit

DURCHZIEHZEIT:

3–4 Tage

HALTBARKEIT:

3–4 Monate

1. Pinien-, Walnuss- und Haselnusskerne evtl. in 2 Portionen in einer großen Pfanne ohne Fett unter Wenden leicht rösten, auf einen Teller geben und erkalten lassen.

2. Die Nüsse nach Belieben etwas kleiner hacken, dann in einer Schüssel gut mischen, in 4 gleich große Portionen teilen und in die mit heißem Wasser ausgespülten und sehr gut abgetrockneten Gläser füllen.

3. Die Vanilleschote längs aufschneiden und das Mark mit dem Messerrücken herausschaben. Honig mit Apfelsaft verrühren, das Vanillemark unterrühren.

4. Die halbierte Vanilleschote nochmals halbieren. Je 1 Stück Vanilleschote in jedes Glas geben. Dann die Honigmischung auf den Nüssen in den Gläsern verteilen. Die Gläser mit den Deckeln gut verschließen, auf den Kopf stellen und so 3–4 Tage ziehen lassen.

Tipps

Die Honignüsse passen auch sehr gut zu einem Weihnachtsbrunchbuffet und zu Waffeln mit Marzipan (siehe Seite 114). Zum Verschenken die Gläser schön beschriften und weihnachtlich verpacken.

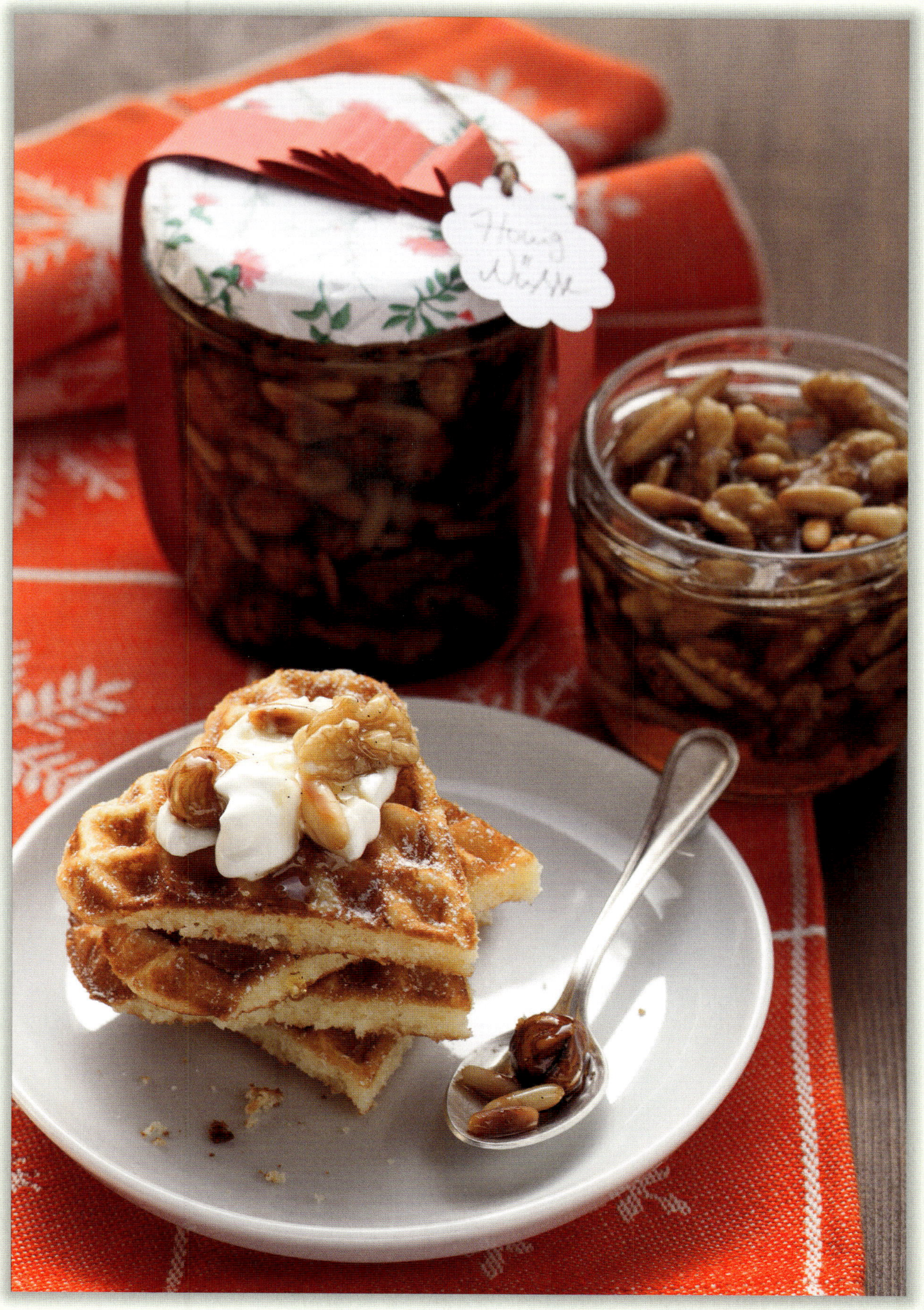

Jule-Kugeln

ZUTATEN FÜR 50 STÜCK

FÜR DEN TEIG:
2 Eiweiß (Größe M)
125 g Puderzucker
1 Pck. Bourbon-Vanille-Zucker
½ TL gem. Zimt
100 g Weizenmehl
150 g gem. Haselnusskerne
20 g Kakaonibs
100 g blanchierte Mandelkerne

ZUM BESTREICHEN:
1 Eigelb (Größe M)
1 EL Wasser

ZUBEREITUNGSZEIT:
etwa 60 Minuten, ohne Trockenzeit

BACKZEIT:
etwa 30 Minuten je Backblech

1. Für den Teig Eiweiß in einer Rührschüssel mit dem Mixer (Rührstäbe) auf höchster Stufe sehr steif schlagen. Puderzucker mit Vanille-Zucker und Zimt mischen und nach und nach auf höchster Stufe kurz unterschlagen.

2. Mehl mit Haselnusskernen auf niedrigster Stufe unterheben. Kakaonibs etwas feiner hacken und unter den Teig mischen. Den Teig in 10–12 g schwere Portionen teilen. Die Teigportionen zu je haselnussgroßen Kugeln formen und auf zwei Backbleche (leicht gefettet, mit Backpapier belegt) setzen.

3. Mandelkerne halbieren und jeweils 3 Mandelhälften an die Kugeln drücken. Jule-Kugeln bei Zimmertemperatur nicht zugedeckt über Nacht trocknen lassen.

4. Am nächsten Tag zum Bestreichen Eigelb mit Wasser verschlagen.

5. Den Backofen vorheizen.
Ober-/Unterhitze: etwa 170 °C – Heißluft: etwa 150 °C

6. Jule-Kugeln mit der Eigelb-Lasur bestreichen. Die Backbleche nacheinander (bei Heißluft zusammen) in den vorgeheizten Backofen schieben. **Die Jule-Kugeln etwa 30 Minuten je Backblech backen.**

7. Die Jule-Kugeln mit dem Backpapier von den Backblechen auf Kuchenroste ziehen. Achtung: Sehr heiß, Topflappen verwenden! Jule-Kugeln erkalten lassen.

Tipp

Anstatt die Jule-Kugeln über Nacht trocknen zu lassen, kannst du sie auch im vorgeheizten Backofen bei Heißluft (etwa 50 °C) 1 ½–2 Stunden trocknen. Dann wie beschrieben backen.

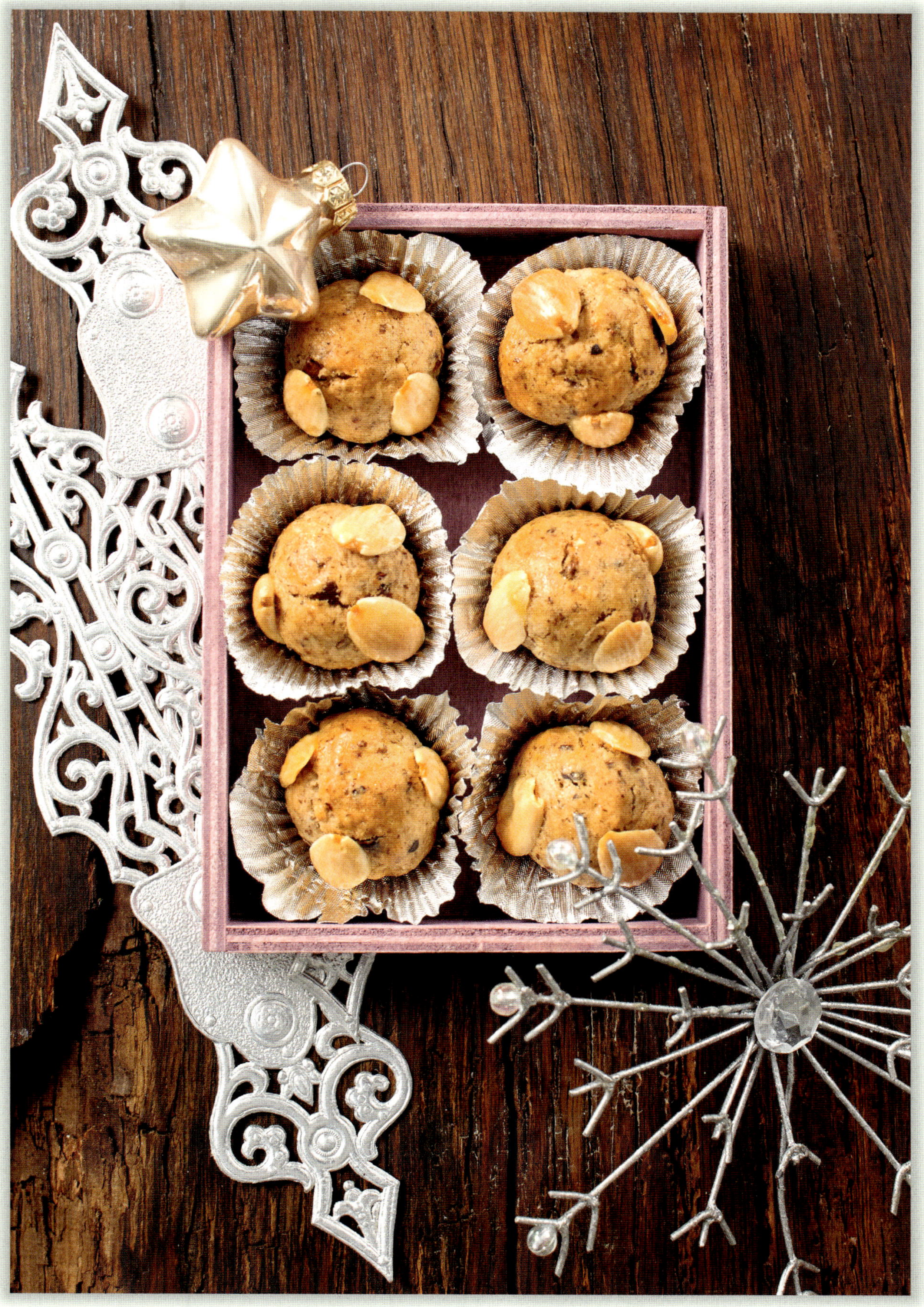

Lebkuchen-Cake-Pops

OHNE BACKEN

ZUTATEN FÜR 15 STÜCK

FÜR DIE CAKE-POP-MASSE:

250 g Lebkuchen-Herzen mit Schokoladenüberzug (ungefüllt)
100 g Mascarpone (ital. Frischkäse)
50 g gem. Haselnusskerne
2 EL Pflaumenmus
1 Pck. Ger. Orangenschale

ZUM GARNIEREN:

250 g dunkle Kuchenglasur
1 TL Lebkuchengewürz
2 EL Zucker-Dekor-Sterne

ZUSÄTZLICH:

16 Lollistiele aus Plastik, Holz oder Papier
1 Stück Styropor

ZUBEREITUNGSZEIT:

etwa 30 Minuten, ohne Kühlzeit

1. Für die Cake-Pop-Masse die Lebkuchen in einer Schüssel fein zerbröseln. Mascarpone, Haselnusskerne, Pflaumenmus und Orangenschale hinzugeben und mit einem Mixer (Knethaken) auf niedrigster Stufe sorgfältig unterkneten.

2. Die Masse zwischen den Händen zu Kugeln rollen (je etwa 30 g) und auf einen Teller legen. Im Gefrierfach des Kühlschranks etwa 10 Minuten kalt stellen.

3. In der Zwischenzeit zum Garnieren die Kuchenglasur in einem Topf im Wasserbad bei schwacher Hitze nach Packungsanleitung schmelzen. Lebkuchengewürz unterrühren. Die Schokoglasur aus dem Wasserbad nehmen und in eine Schale füllen.

4. Die Lollistiele etwa 2 cm tief in die Schokoglasur tauchen, dann in die Lebkuchenkugeln stecken.

5. Die Cake-Pops in der Schokoglasur wenden, etwas abtropfen lassen und mit den Stielen in ein Stück Styropor stecken.

6. Sobald die Schokoglasur anzieht, die Kugeln mit Dekor-Sternen verzieren. Schokoglasur trocknen lassen.

Tipp

Die Lebkuchen-Cake-Pops kann man im Kühlschrank etwa 2 Wochen aufbewahren.

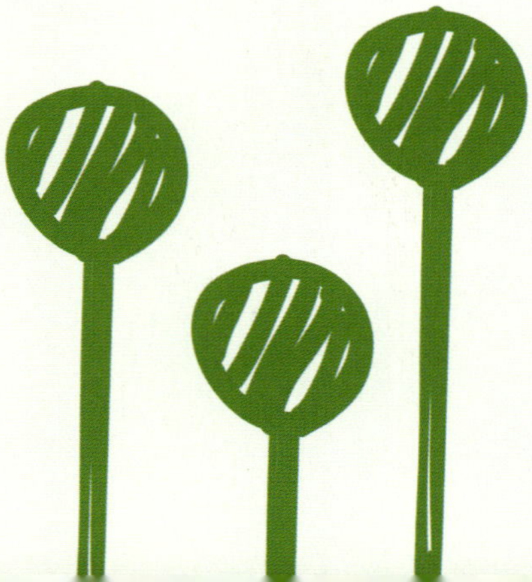

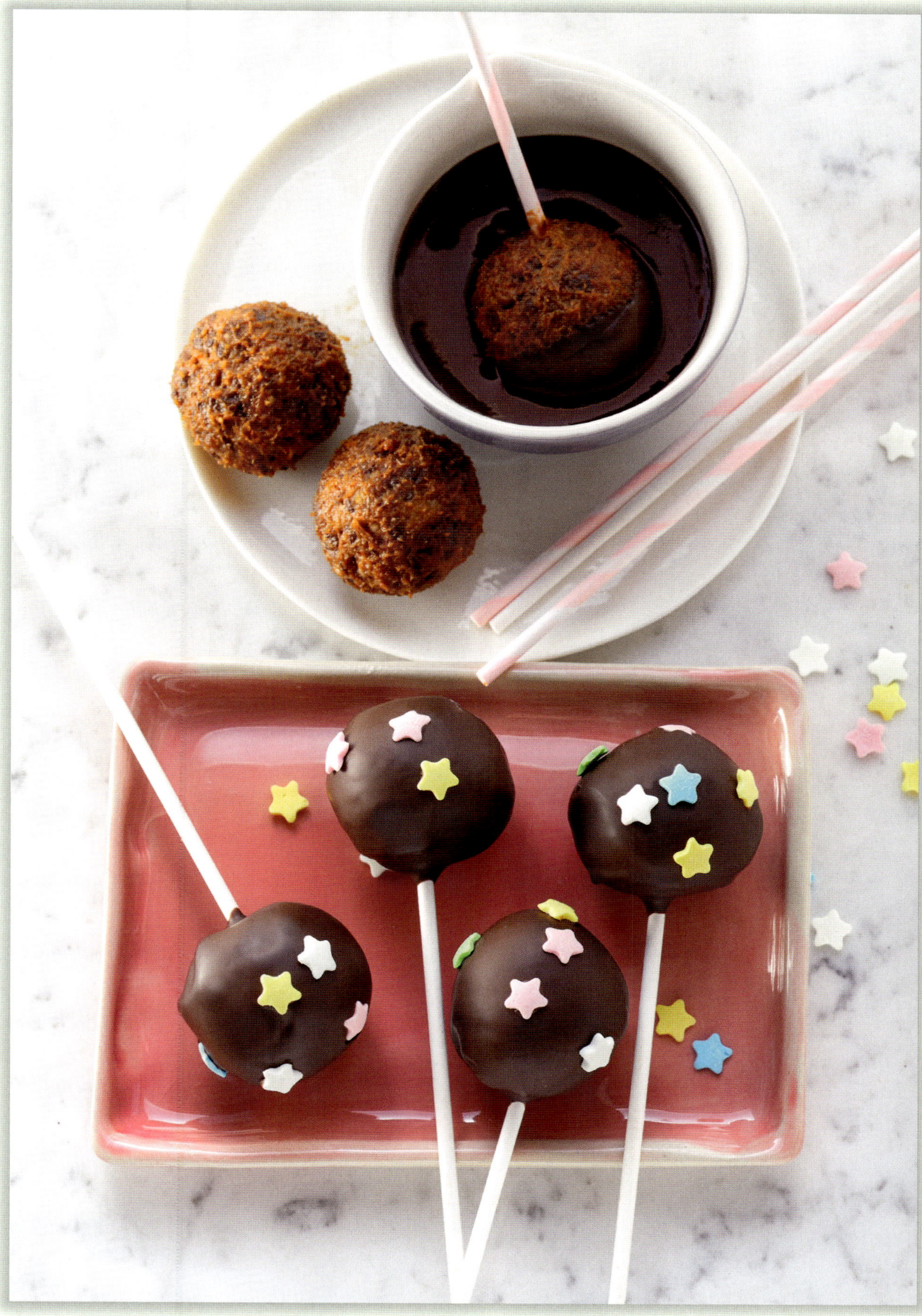

Pfefferkuchenhaus

ZUTATEN FÜR 1 HAUS

FÜR DEN TEIG:
100 g flüssiger Honig
75 g Zuckerrübensirup (Rübenkraut)
50 g Zucker
50 g Butter oder Margarine
1 Eigelb (Größe M)
1 schwach geh. TL Lebkuchen- oder Pfefferkuchengewürz
2 EL Milch (3,5 % Fett)
350 g Weizenmehl (Type 550)
5 g Natron

ZUM BEKLEBEN DES HAUSES:
etwa 250 g Puderzucker
1 sehr frisches Eiweiß (Größe M)

ZUM GARNIEREN:
einige Zuckerperlen
etwas Weihnachtsgebäck
etwas Puderzucker
evtl. grüne Speisefarbe

ZUSÄTZLICH:
Schablonen für das Haus (siehe am Ende des Buches)
Spritzbeutel mit Lochtülle (Ø etwa 8 mm)
Holzstäbchen

ZUBEREITUNGSZEIT:
1 ½–2 Stunden, ohne Kühlzeit

BACKZEIT:
15–20 Minuten je Backblech

1. Für den Teig Honig mit Sirup, Zucker und Butter oder Margarine in einem Topf unter Rühren langsam erwärmen, bis Zucker und Fett geschmolzen sind. Die Masse in einer Rührschüssel erkalten lassen.

2. Dann Eigelb, Gewürz und Milch mit einem Mixer (Rührstäbe) auf höchster Stufe unterrühren. Mehl mit Natron mischen, zwei Drittel davon auf mittlerer Stufe unterrühren. Den Teigbrei mit dem restlichen Mehl auf der leicht bemehlten Arbeitsfläche zu einem glatten Teig verkneten, in Frischhaltefolie gewickelt etwa 30 Minuten in den Kühlschrank legen.

3. Den Backofen vorheizen.
Ober-/Unterhitze: etwa 180 °C – Heißluft: etwa 160 °C

4. Den Teig auf der leicht bemehlten Arbeitsfläche etwa ½ cm dick ausrollen. Für das Haus mithilfe der Schablonen 2 Dreiecke für die Vorder- und Rückseite und 2 Rechtecke (17 x 13 cm) für die Dachhälften ausschneiden. Zusätzlich einen Tannenbaum ausstechen. Die Hausteile und den Tannenbaum nicht zu eng auf Backbleche (mit Backpapier belegt) legen. Die Backbleche nacheinander (bei Heißluft zusammen) in den vorgeheizten Backofen schieben. **Die Gebäckteile 15–20 Minuten je Backblech backen.**

5. Die Gebäckteile mit dem Backpapier von den Backblechen auf Kuchenroste ziehen. Achtung: Sehr heiß, Topflappen verwenden! Gebäckteile erkalten lassen.

6. Zum Bekleben des Hauses den Puderzucker mit ½ Eiweiß zu einer dicken Masse verrühren. Guss in einen Spritzbeutel füllen. Die Hausteile damit zu einem Haus zusammensetzen. Dazu jeweils etwas Guss an die Seitenkanten der Hausteile spritzen und die Gebäckteile zusammensetzen. Puderzuckermasse trocknen lassen.

7. Die restliche Puderzuckermasse mit restlichem Eiweiß verrühren, sodass der Guss etwas streichfähiger wird. Mit dem Guss eine Tür und Fenster aufmalen. Übrigen Guss nach Belieben mit einigen Tropfen Speisefarbe grün färben und den Baum damit verzieren. Das Pfefferkuchenhaus mit den Zuckerperlen und dem Weihnachtsgebäck dekorieren. Hierfür die Zuckerperlen und das Gebäck mit dem restlichen Guss ankleben. Das fertig dekorierte Pfefferkuchenhaus mit Puderzucker „einschneien“.

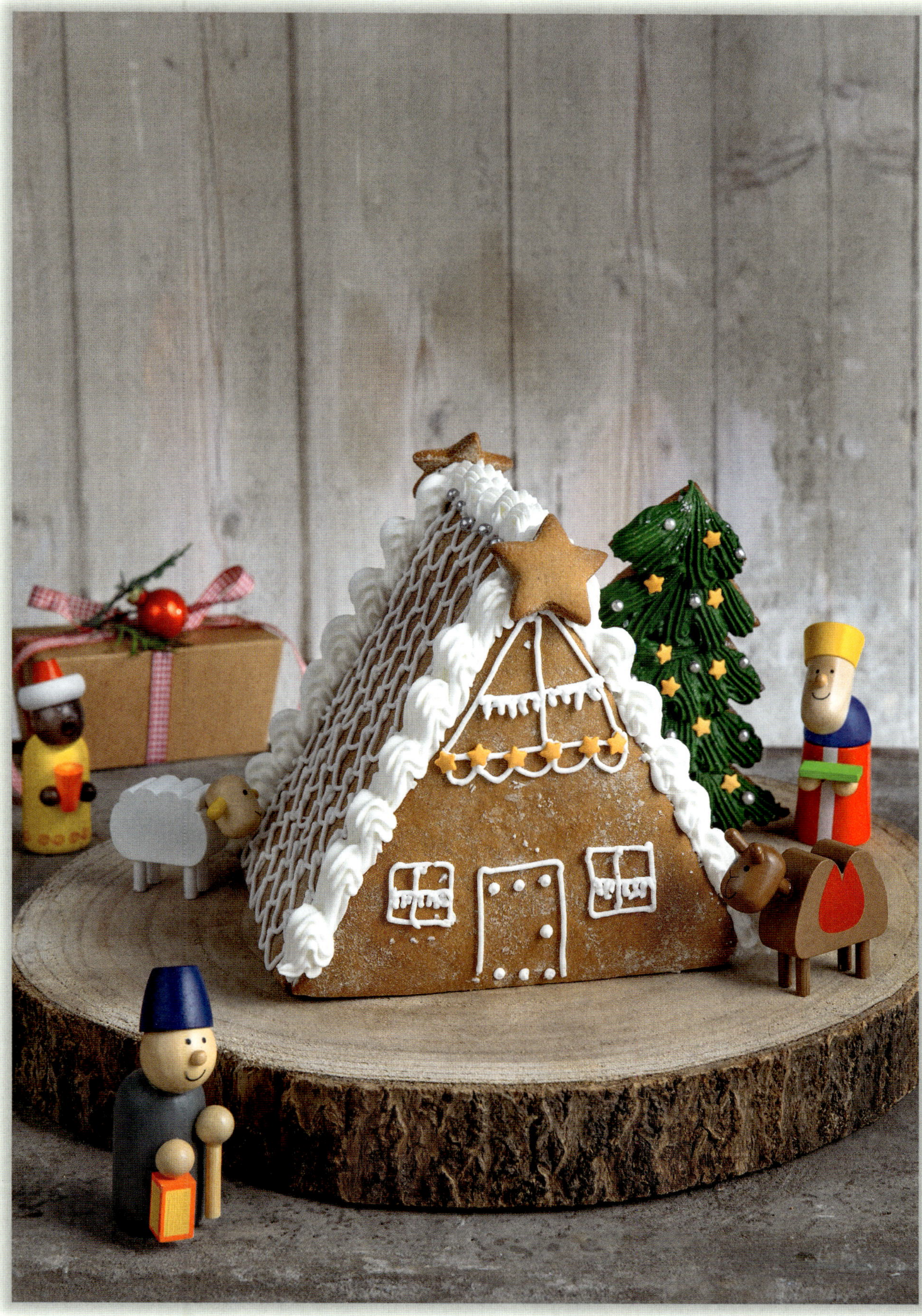

Punschaufstrich

ZUTATEN FÜR 3 GLÄSER

FÜR DEN AUFSTRICH:

250 ml frisch gepresster Orangensaft
500 ml roter Traubensaft (ungesüßt)
400 g brauner Zucker
1 Beutel Gelfix 2:1 (Gelierpulver)
Saft von 1 Zitrone
3 Gewürznelken
8 Tropfen Bittermandel-Aroma

ZUSÄTZLICH:

3 verschließbare Gläser mit Schraubdeckeln (je etwa 350 ml)

ZUBEREITUNGSZEIT:

etwa 20 Minuten

HALTBARKEIT:

3–4 Monate

1. Gläser und Deckel vor dem Befüllen mit sehr heißem Wasser ausspülen und umgedreht auf einem sauberen Geschirrtuch abtropfen lassen.

2. Für den Aufstrich den Orangensaft durch ein Sieb in einen Kochtopf gießen. Den Traubensaft hinzugeben. Von der abgewogenen Zuckermenge 2 Esslöffel abnehmen, erst mit Gelfix mischen, dann mit dem Saftgemisch und dem Zitronensaft verrühren.

3. Die Zutaten unter ständigem Rühren bei starker Hitze zum Kochen bringen. Sobald alles unter ständigem Rühren durch und durch sprudelnd kocht, den restlichen Zucker und die Gewürznelken zufügen.

4. Alles unter ständigem Rühren wieder zum Kochen bringen, mindestens 1 Minute unter ständigem Rühren kochen lassen und anschließend von der Kochstelle nehmen. Das Aroma unterrühren. Die Gewürznelken entfernen.

5. Den Punschaufstrich sofort randvoll in die vorbereiteten Gläser füllen, verschließen, umdrehen und etwa 5 Minuten auf den Deckeln stehen lassen.

Tipps

Zum Verschenken eine verschließbare Holzkiste mit Holzwolle auslegen und die mit Geschenkanhängern versehenen Gläser (nicht vergessen, auch auf die Gläser zu schreiben, was drin ist) so hineinstellen, dass sie nicht verrutschen können. Ausreichend Holzwolle auf die Gläser legen und die Kiste gut verschließen, nach Belieben rustikal in Packpapier verpacken und mit Paket- und Geschenkband dekorieren.
Schön sieht es aus, wenn du die Gläserdeckel mit rund ausgeschnittenen (evtl. mit einer Zackenschere ausschneiden) Packpapierstücken ummantelst und mit Bändchen verschließt.

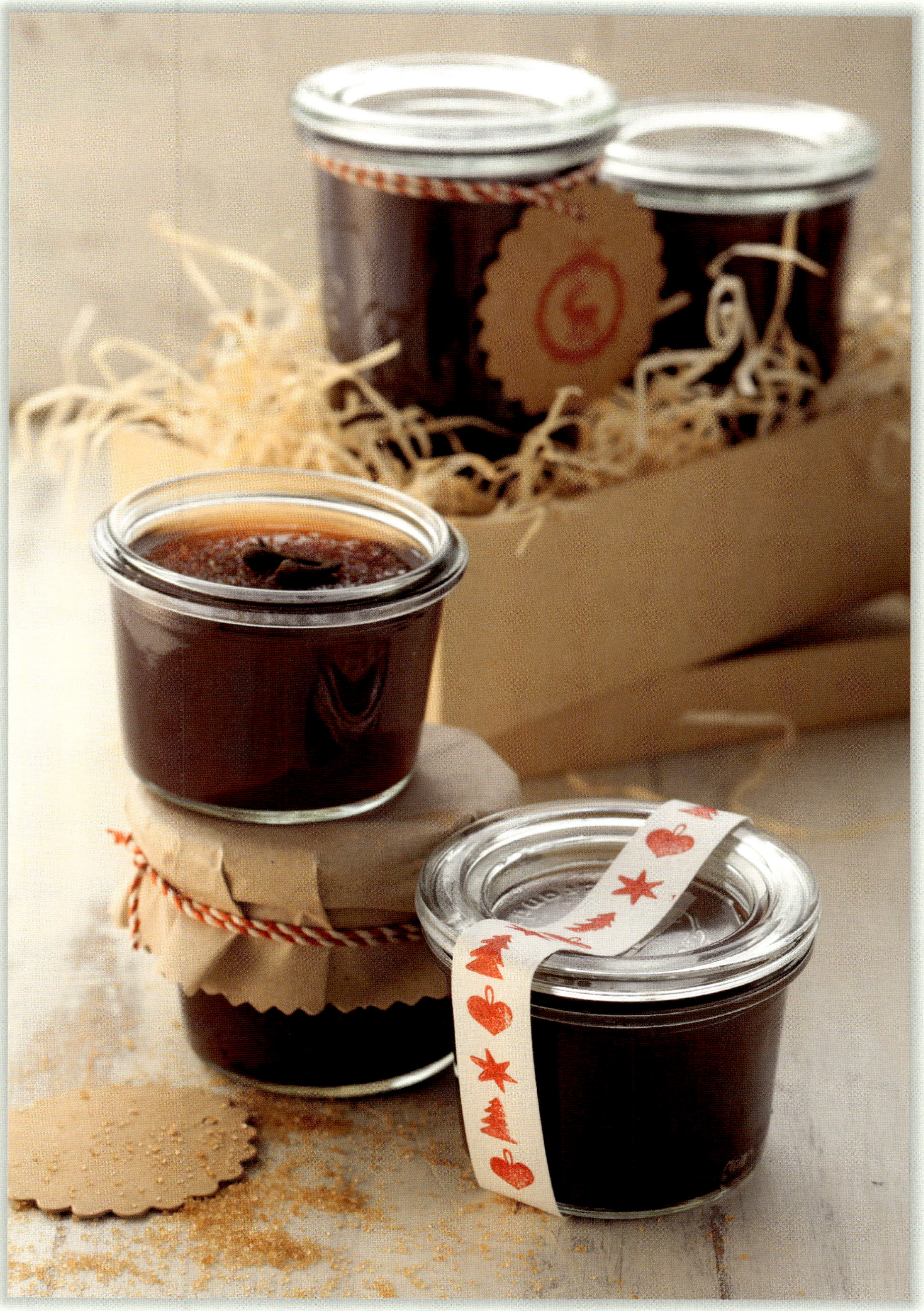

Schoko-Fondue

OHNE BACKEN

ZUTATEN FÜR 2 GLÄSER

FÜR DIE SCHOKOLADE:
250 g Zartbitter-Kuvertüre (etwa 50 % Kakaoanteil)
250 g Vollmilch-Kuvertüre
½ TL gem. Zimt
1 Msp. gem. Gewürznelken
1 Msp. gem. Piment (Nelkenpfeffer)
8 Tropfen Orangenöl

ZUSÄTZLICH:
2 hitzebeständige, verschließbare Gläser (je etwa 300 ml)

2 Geschenkanhänger für das Rezept

ZUBEREITUNGSZEIT:
etwa 20 Minuten, ohne Abkühlzeit

HALTBARKEIT:
1–2 Monate

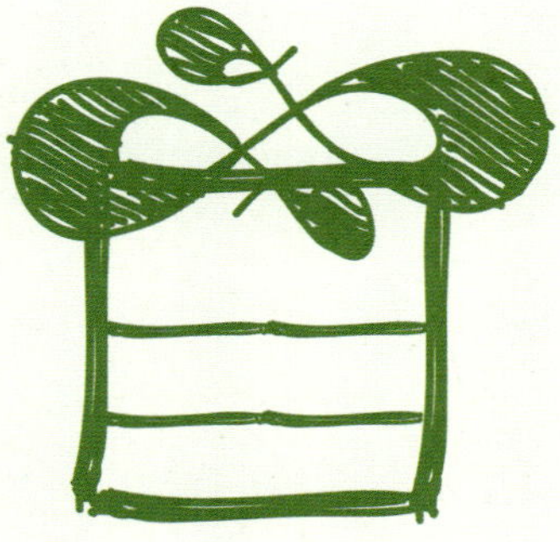

1. Für die Schokolade beide Kuvertüresorten in kleine Stücke hacken. Zwei Drittel beider Kuvertüresorten zusammen in einem Topf im Wasserbad bei schwacher Hitze unter Rühren schmelzen. Den Topf aus dem Wasserbad nehmen und die restliche Kuvertüre darin unter Rühren schmelzen.

2. Anschließend Zimt, Nelken, Piment und Orangenöl unterrühren. Die Kuvertüremasse zu gleichen Teilen in den beiden vorbereiteten Gläsern verteilen und erkalten lassen. Anschließend die Gläser verschließen und hübsch verpacken.

3. Die Zubereitung für das Fondue auf die Kärtchen schreiben: „Das Glas mit der Schokolade offen auf ein Stövchen stellen und die Schokolade langsam schmelzen lassen, dabei ab und zu umrühren. Mithilfe von Fingerfood-Spießen klein geschnittenes Obst oder Marshmallows in die flüssige Schokolade tauchen, kurz abtropfen lassen und dann genießen!"

Tipps

Damit der Beschenkte das Schoko-Fondue gleich zubereiten kann, verschenke die selbst gemachte Schokoladenmasse am besten zusammen mit einem passenden kleinen Stövchen, einigen hübschen Fingerfood-Spießen sowie Leckereien zum Eintauchen. Dafür eignen sich Mini-Marshmallows oder Weihnachtskekse. Alternativ kannst du die gehackte Schokolade (nicht geschmolzen) mit den Gewürzen ohne Öl in Gläser abfüllen und verschenken. Der Beschenkte kann die Mischung dann in einem kleinen Schokofondue-Topf oder im Wasserbad schmelzen und genießen.

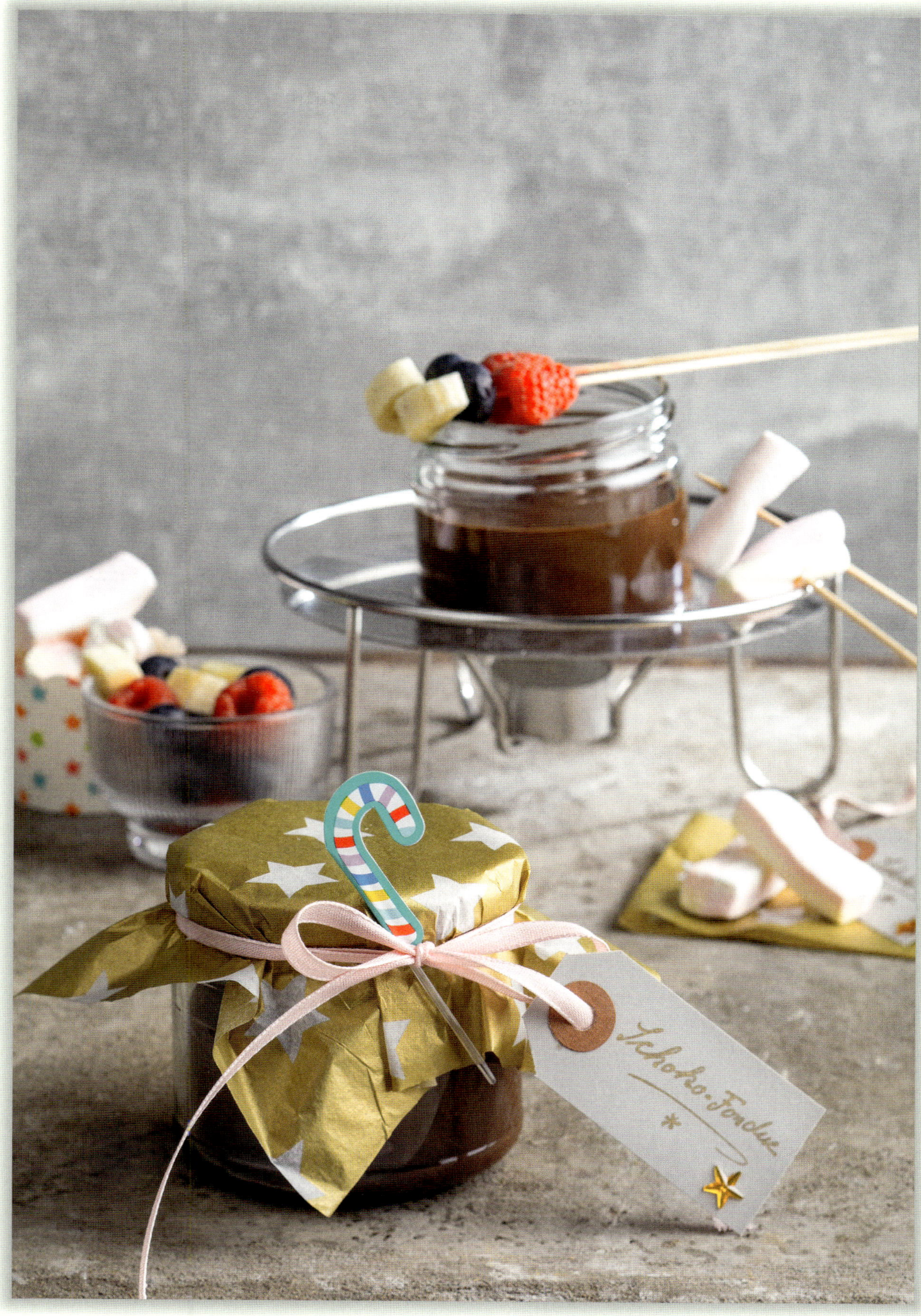
Schoko-Fondue

Weihnachtspralinen

OHNE BACKEN

ZUTATEN FÜR 14 STÜCK

FÜR DIE PRALINEN:

150 g getrocknete Datteln (entsteint)
100 g Walnusskerne
25 g gem. Haselnusskerne
1 EL gesiebter Backkakao
1 EL Kokosöl (zimmerwarm)
2 EL Orangensaft

ZUM DEKORIEREN:

½ Pck. dunkle Kuchenglasur
2 EL weihnachtliche Streusel oder Perlen

ZUSÄTZLICH:

1 Bogen Backpapier

ZUBEREITUNGSZEIT:

etwa 40 Minuten, ohne Kühlzeit

1. Die Datteln und Walnusskerne sehr fein hacken und in einer Rührschüssel mischen. Gemahlene Haselnusskerne, Kakao, Kokosöl und Orangensaft hinzugeben. Mit den Händen kurz zu einem glatten und formbaren Teig verkneten. Die Schüssel zugedeckt etwa 30 Minuten in den Kühlschrank stellen.

2. Jeweils etwa 1 ½ gehäufte Teelöffel der Pralinenmasse abnehmen, zwischen den Handflächen zu Kugeln (etwa 3 ½ cm) rollen und zugedeckt in den Kühlschrank stellen.

3. Die dunkle Kuchenglasur nach Packungsanleitung schmelzen, in eine kleine Schüssel füllen und etwa 5 Minuten abkühlen lassen.

4. Einen Bogen Backpapier bereitlegen. Die kalten Pralinen mit zwei Kuchengabeln in die Kuchenglasur tauchen, gut abtropfen lassen und auf das Backpapier legen. Am besten sofort mit Streuseln oder Perlen bestreuen. Fest werden lassen.

Tipps

Die Pralinen sind im Kühlschrank mindestens 7 Tage haltbar.
Wenn du mehr Pralinen benötigst, kannst du die Zutaten einfach verdoppeln.

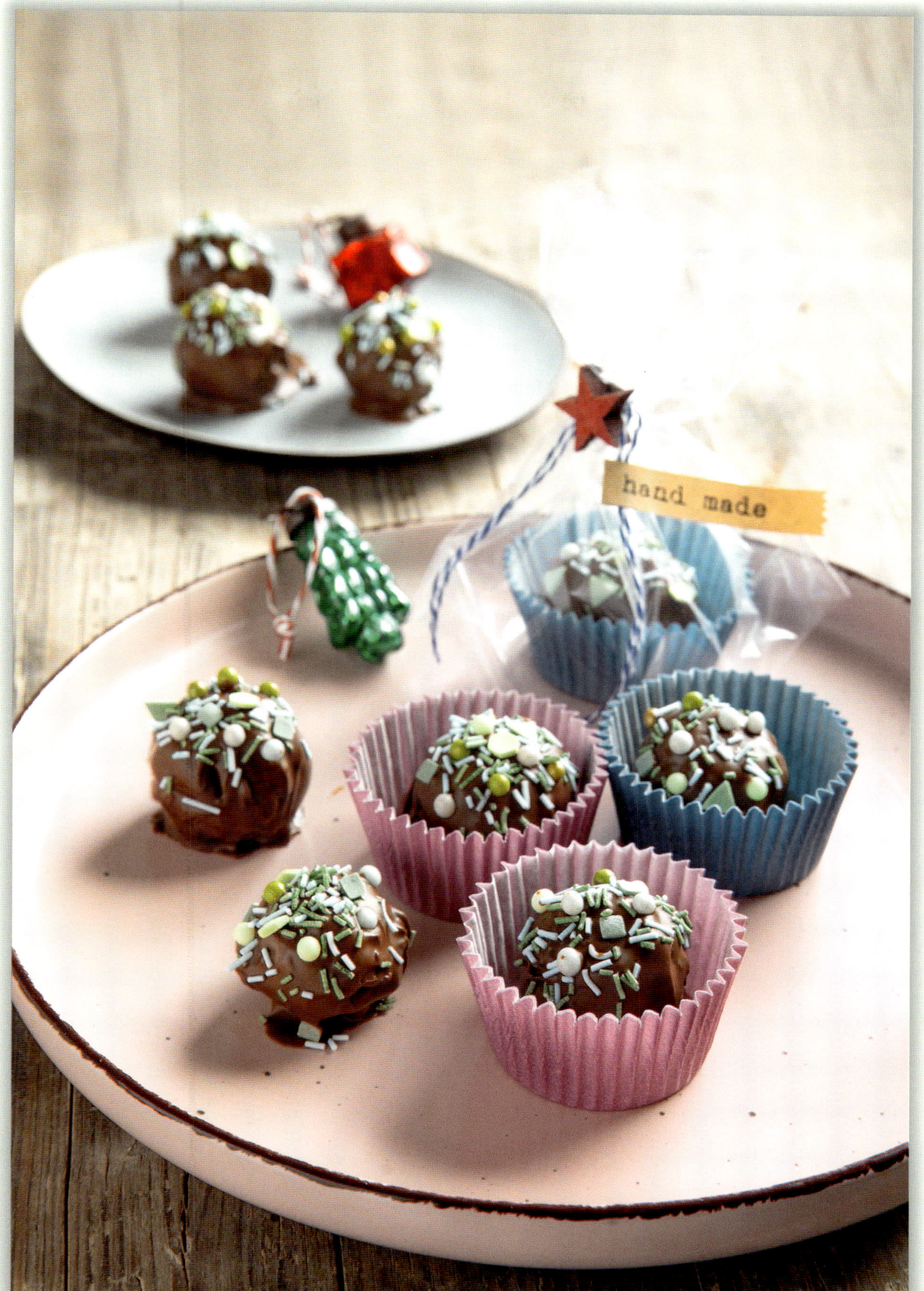
hand made

Weihnachtsschokolade mit Nüssen

OHNE BACKEN

ZUTATEN FÜR 12 STÜCK

200 g Haselnusskerne
30 g brauner Zucker (Rohrzucker)
350 g Zartbitter-Kuvertüre
(etwa 50 % Kakaoanteil)
1 TL Lebkuchengewürz

ZUSÄTZICH:

1 Bogen Backpapier

ZUBEREITUNGSZEIT:

etwa 30 Minuten, ohne Kühlzeit

1. Für die Nuss-Schokolade die Haselnusskerne in einer Pfanne ohne Fett bei mittlerer Hitze unter Wenden rösten. Die heißen Haselnusskerne in ein sauberes Geschirrtuch geben und die Haut abrubbeln.

2. Den braunen Zucker in einer Pfanne schmelzen lassen, Nusskerne hinzugeben und unter Rühren leicht karamellisieren. Die Nusskerne herausnehmen, auf Backpapier geben und erkalten lassen.

3. Die Kuvertüre grob hacken. 2 Esslöffel gehackte Kuvertüre beiseitestellen. Restliche Kuvertüre in 2 Portionen in je einem Topf im Wasserbad bei schwacher Hitze unter Rühren schmelzen. Die beiden Portionen in eine Rührschüssel geben und das Lebkuchengewürz unterrühren. Dann die beiseitegestellte, gehackte Kuvertüre unterrühren (so behält die Kuvertüre ihren Glanz). Kuvertüre etwa 2 Minuten abkühlen lassen.

4. Danach die Haselnusskerne unterrühren. Die Nuss-Schokoladen-Masse auf einem Backblech oder einem großen Brett (beides mit Backpapier belegt) etwa ½ cm dick aufstreichen. Die Schokolade an einem kühlen Ort fest werden lassen.

5. Die Nuss-Schokolade in Stücke brechen oder mit einem scharfen Messer in Stücke schneiden, dabei das Messer immer wieder kurz in heißes Wasser tauchen.

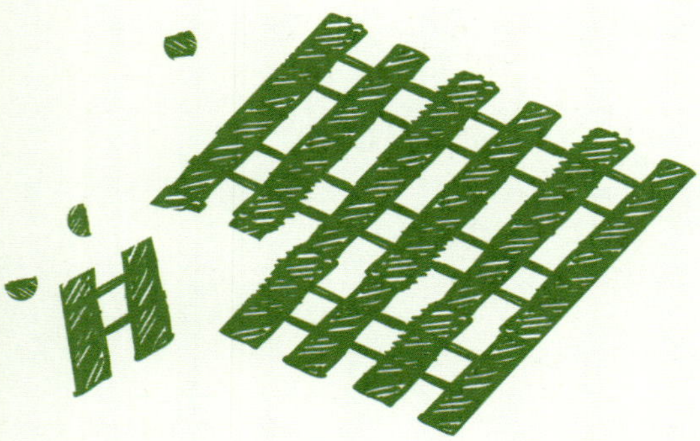

Rezeptvariante:

Für **Schokolade mit Cranberrys und Pistazienkernen** (im Foto rechts): 1 Esslöffel Puderzucker in einer Pfanne schmelzen lassen, Pfanne von der Kochstelle nehmen. 40 g Pistazienkerne hinzugeben und rasch unter Rühren vermischen. Pistazienkerne auf ein Backblech (mit Backpapier belegt) geben und erkalten lassen. 200 g Zartbitter-Kuvertüre und 100 g Vollmilch-Kuvertüre grob hacken (2 Esslöffel Kuvertüre beiseitestellen) und wie im Rezept angegeben schmelzen. 1 kräftige Prise gemahlenen Kardamom unterrühren. Die Schokomasse auf ein Backblech oder ein Brett (beides mit Backpapier belegt) geben und 4–5 mm dick darauf verstreichen, Pistazienkerne und 50 g getrocknete Cranberrys daraufstreuen. Die Schokolade an einem kühlen Ort fest werden lassen. Die Schokolade in Stücke brechen oder mit einem scharfen Messer in Stücke schneiden, dabei das Messer immer wieder in heißes Wasser tauchen.

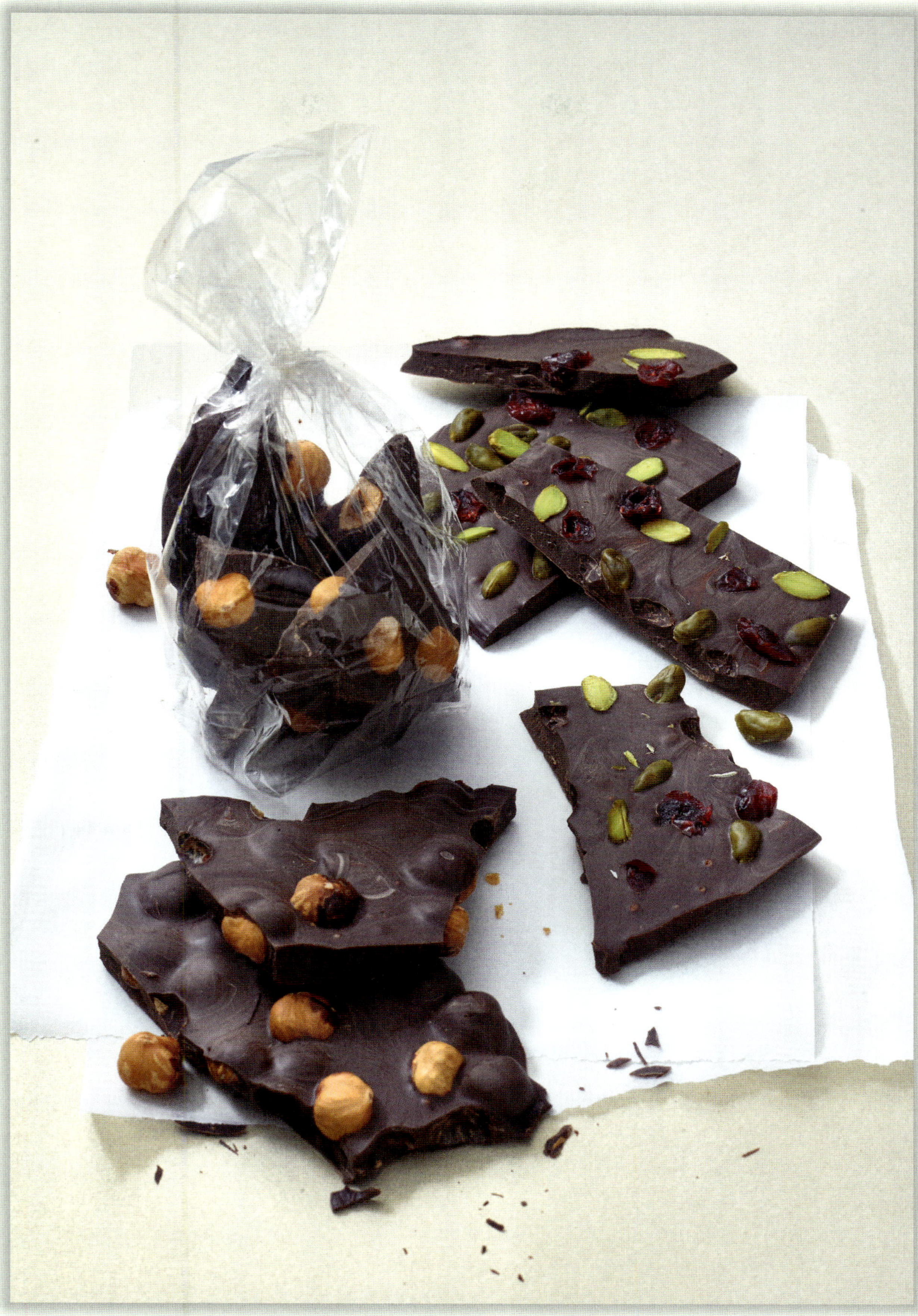

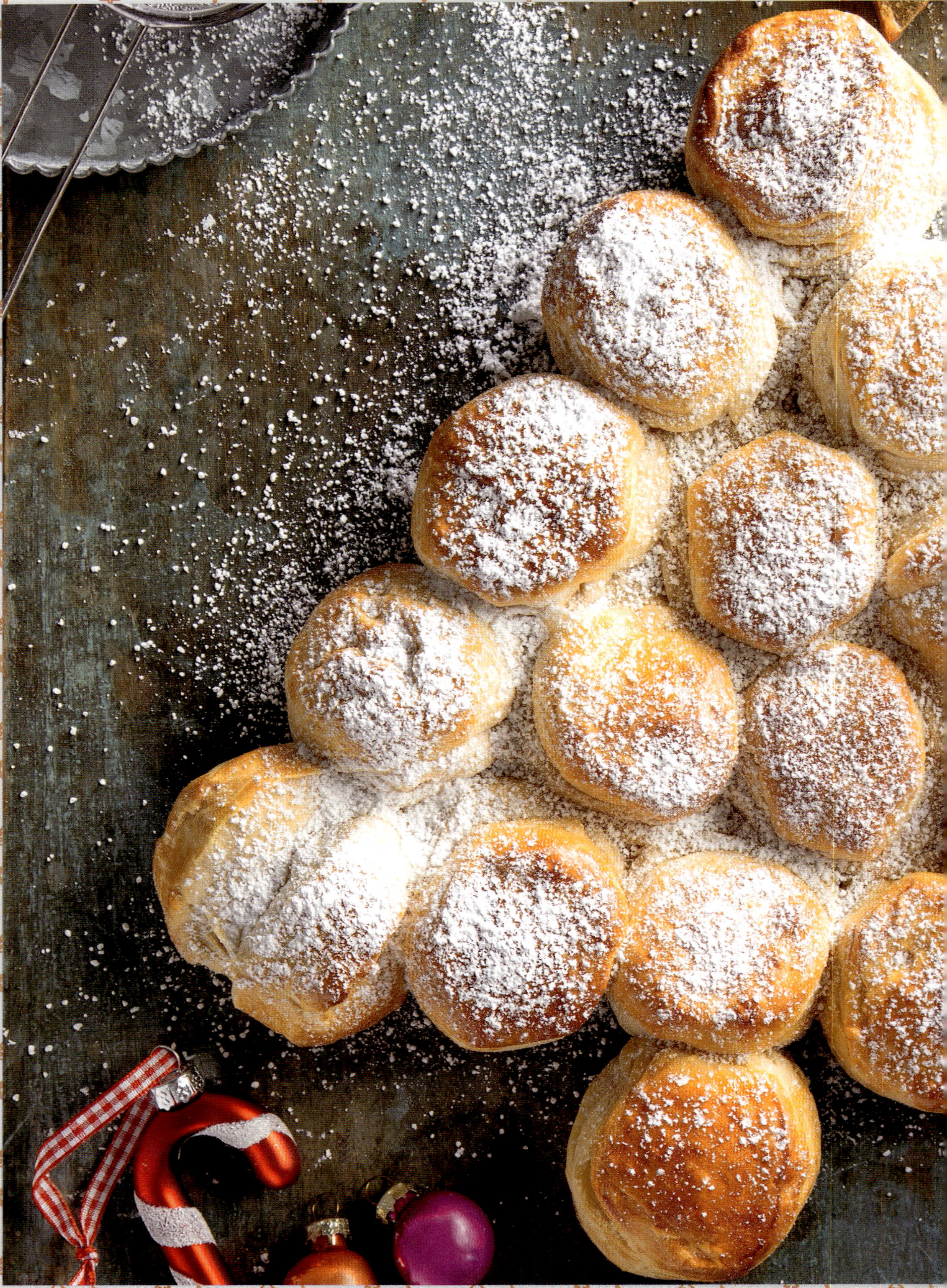

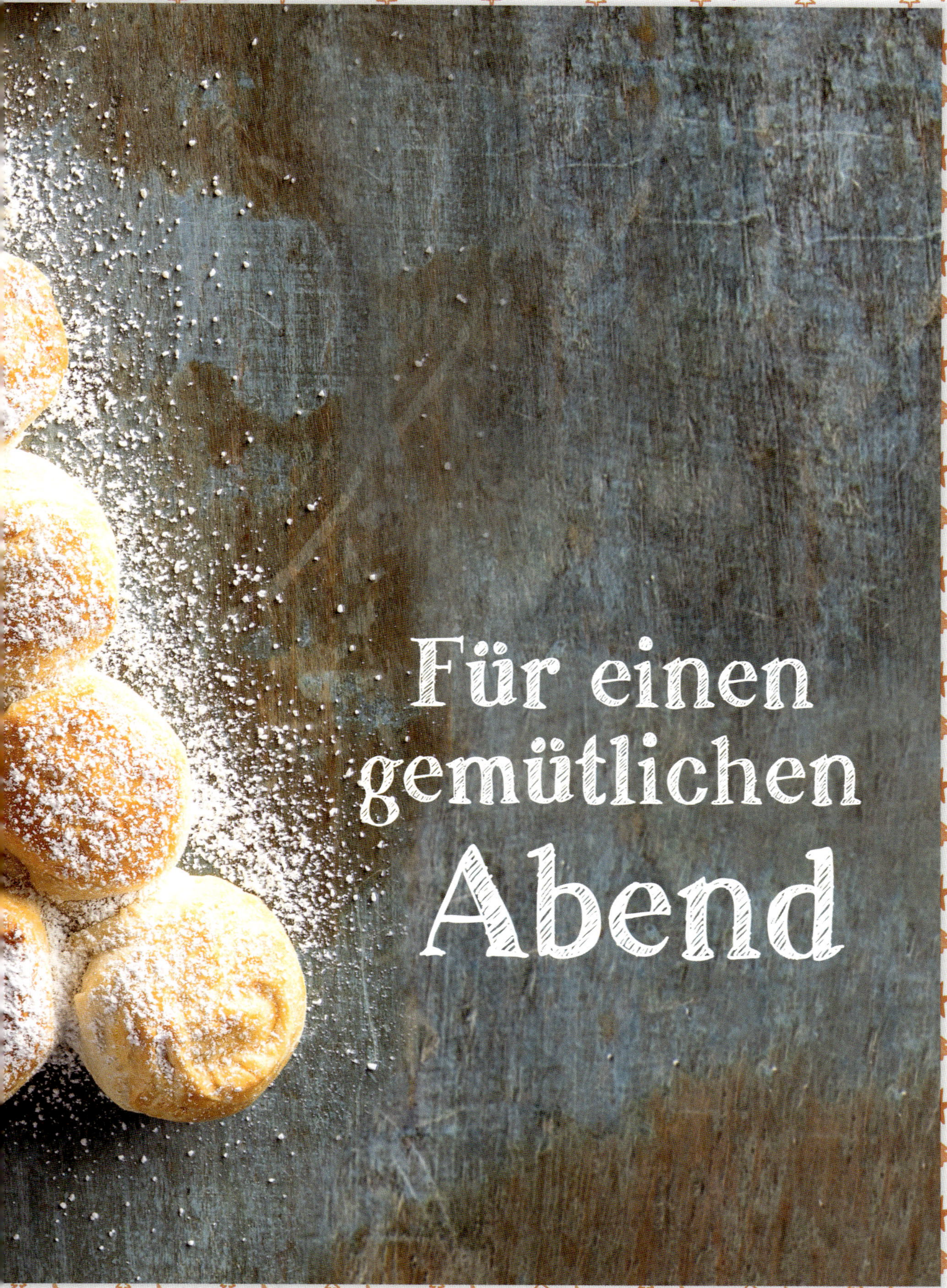
Für einen
gemütlichen
Abend

Bratäpfel

ZUTATEN FÜR 8 PORTIONEN

1 EL Rosinen
etwa 100 ml Apfelsaft
8 Äpfel, z. B. Holsteiner Cox oder Boskop
20 g Butter (zimmerwarm)
20 g Zucker
1 Pck. Vanillin-Zucker
2 EL abgezogene, gem. Mandeln
2 EL gestiftelte Mandeln

ZUSÄTZLICH:

1 Auflaufform

ZUBEREITUNGSZEIT:

etwa 20 Minuten, ohne Einweichzeit

GARZEIT:

etwa 40 Minuten

1. Die Rosinen in 2 Esslöffeln von dem Apfelsaft über Nacht einweichen.
2. Den Backofen vorheizen.
Ober-/Unterhitze: etwa 200 °C – Heißluft: etwa 180 °C
3. Äpfel abspülen, trocken tupfen und entstielen. Von der Blütenseite her mit einem Apfelausstecher das Kerngehäuse ausstechen, aber nicht ganz durchstechen. Die Äpfel in eine Auflaufform (gefettet) geben.
4. Butter mit Zucker, Vanillin-Zucker, gemahlenen Mandeln und eingeweichten Rosinen mit einem Löffel verrühren und mit einem Teelöffel in die Äpfel füllen. Mandelstifte darauf verteilen und leicht andrücken. Restlichen Apfelsaft zu den Äpfeln in die Form gießen.
5. Die Form auf dem Rost in den vorgeheizten Backofen (unteres Drittel) schieben. **Die Bratäpfel etwa 40 Minuten garen.**
6. Die Form auf einen Kuchenrost stellen. Achtung: Sehr heiß, Topflappen verwenden! Die Äpfel aus der Form nehmen und heiß servieren.

Tipp

Bratäpfel mit Puderzucker bestäubt, mit Vanillesauce oder halbsteif geschlagener Schlagsahne servieren.

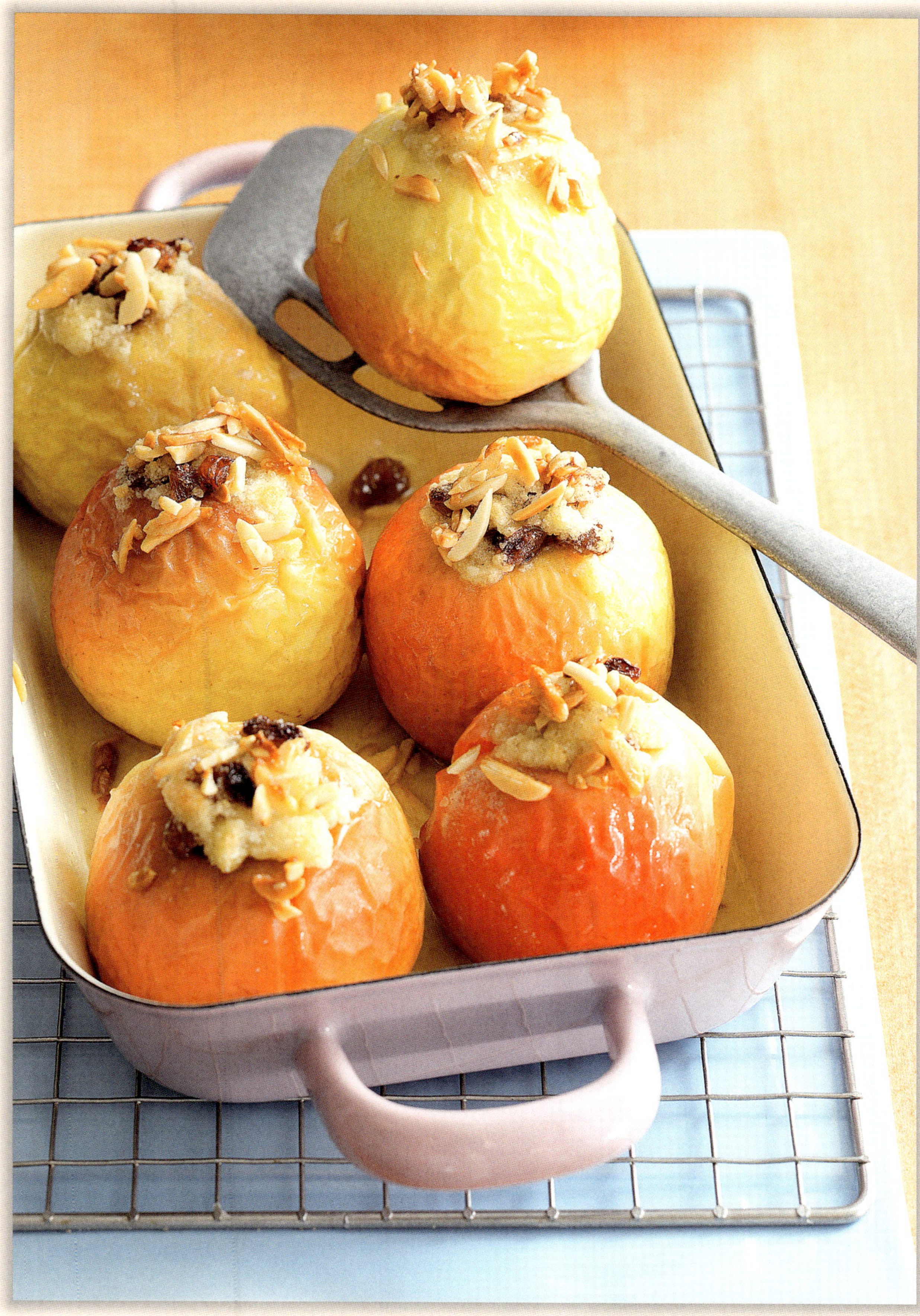

Glögg & Glühpunsch

ZUTATEN FÜR 6 GLÄSER

100 g Korinthen
2 l Johannisbeersaft
500 ml Wasser
abger. Schale von 2 Bio-Orangen (unbehandelt, ungewachst)
3 Muskatblüten
1 Zimtstange
2 Gewürznelken
1–2 TL gem. Ingwer
250–300 g Zucker
100 g abgezogene Mandeln

ZUBEREITUNGSZEIT:
etwa 15 Minuten, ohne Ziehzeit

Glögg (im Bild vorne)

1. Die Korinthen mit heißem Wasser übergießen und beiseitestellen.
2. Johannisbeersaft, Wasser, Orangenschale, Gewürze und Zucker in einen Topf geben und bei schwacher Hitze etwa 15 Minuten ziehen lassen. Dann den Glögg durch ein Sieb gießen, die Flüssigkeit dabei auffangen.
3. Die Korinthen abtropfen lassen. Korinthen mit den Mandeln in Gläser geben, mit dem heißen Glögg auffüllen und servieren.

ZUTATEN FÜR 4–6 GLÄSER

je 1 Bio-Zitrone und -Orange (unbehandelt, ungewachst)
1 ½ l Traubensaft
150–200 g Zucker
2 Zimtstangen
6 Gewürznelken

ZUBEREITUNGSZEIT:
etwa 10 Minuten

Glühpunsch (im Bild hinten)

1. Zitrone und Orange heiß abwaschen und abtrocknen. Von der Zitrone die Schale dünn abreiben, die Orange in Scheiben schneiden.
2. Den Traubensaft mit Zucker, Zimtstangen, Gewürznelken und Zitronenschale in einem Topf langsam erhitzen, aber nicht kochen lassen.
3. Den Glühpunsch durch ein Sieb gießen, die Flüssigkeit dabei auffangen. Die Orangenscheiben in Tassen geben, den Glühpunsch darübergießen und servieren.

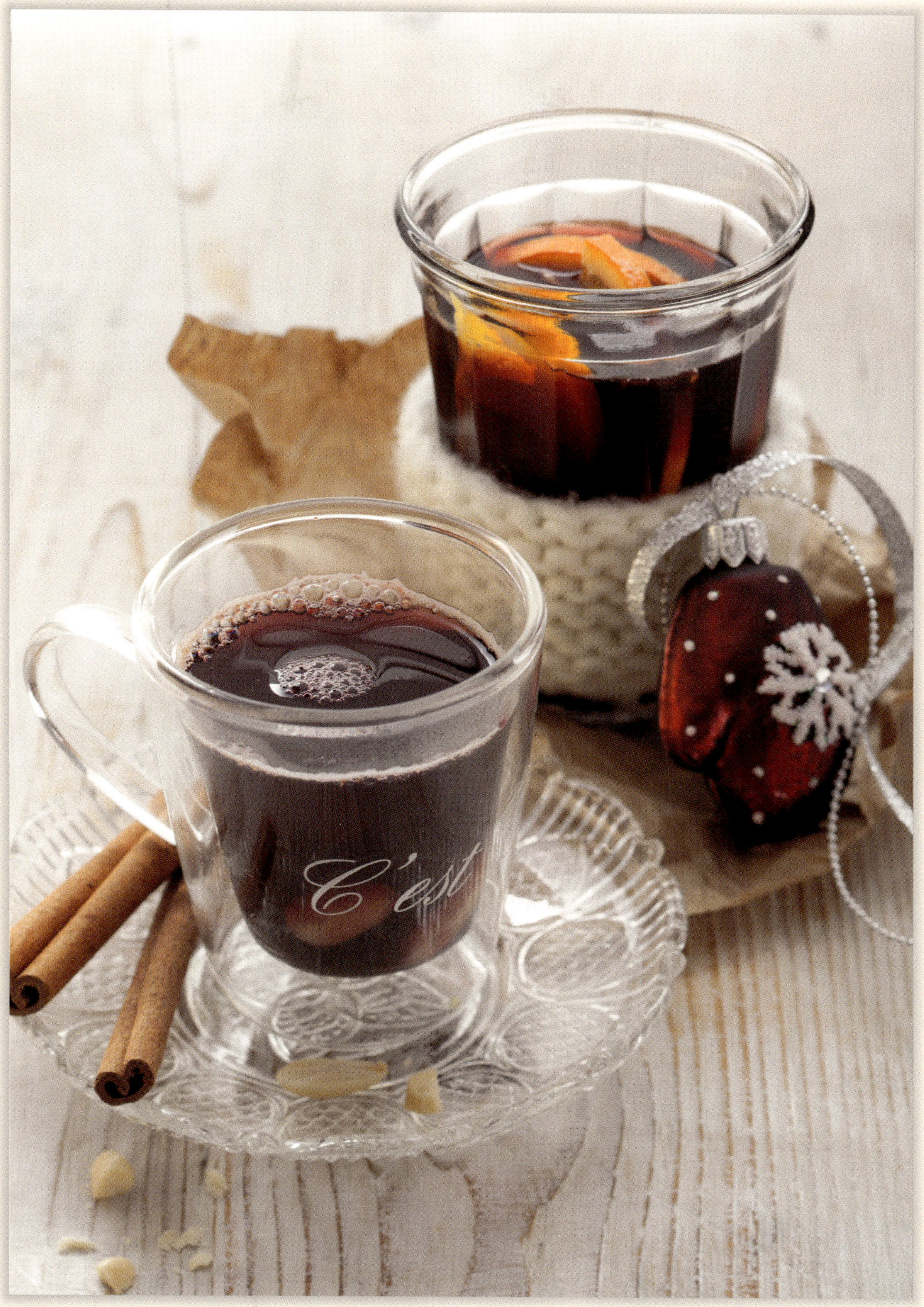
C'est

Großer Zimtstern

ZUTATEN FÜR 8 STÜCKE

FÜR DEN TEIG:
½ Würfel (21 g) frische Hefe
260 ml Milch (3,5 % Fett)
500 g Weizenmehl (Type 550)
50 g Zucker
1 Prise Salz
50 g Butter (zimmerwarm)
1 Ei (Größe M)

FÜR DIE FÜLLUNG:
100 g gem. Haselnusskerne
100 g Butter (zimmerwarm)
50 g feiner, brauner Zucker
2 TL gem. Zimt

ZUM BESTÄUBEN:
Puderzucker

ZUSÄTZLICH:
Schablone oder Teller (Ø etwa 23 cm)
kleines Glas (Ø etwa 6 cm)

ZUBEREITUNGSZEIT:
etwa 40 Minuten, ohne Abkühlzeit

TEIGGEH-/RUHEZEIT:
etwa 95 Minuten

BACKZEIT:
25–30 Minuten

1. Für den Teig Hefe in die lauwarme Milch bröseln. 1 Esslöffel Mehl und 1 Prise Zucker hinzugeben und alles verrühren. Den Vorteig etwa 15 Minuten stehen lassen, bis er anfängt zu schäumen.

2. Mehl mit restlichem Zucker und Salz in einer Rührschüssel mischen. Vorteig, Butter und das Ei hinzufügen und mit einem Mixer (Rührstäbe) zunächst kurz auf niedrigster, dann auf höchster Stufe in etwa 5 Minuten zu einem glatten Teig verarbeiten. Schüssel abdecken und den Teig an einem warmen Ort etwa 60 Minuten gehen lassen.

3. Für die Füllung die Haselnusskerne in einer Pfanne ohne Fett unter Wenden rösten, bis sie anfangen zu duften. Die Haselnusskerne sofort mit der Butter, dem braunen Zucker und dem Zimt vermischen.

4. Den Teig in 4 gleich große Portionen teilen. Jede Portion auf der leicht bemehlten Arbeitsfläche zu einem Kreis (ø etwa 23 cm) ausrollen. Den ersten Kreis auf ein Backblech (mit Backpapier belegt) legen und mit einem Drittel der Füllung bestreichen. Mit den nächsten beiden Böden genauso verfahren, bis die Füllung aufgebraucht ist. Den letzten Boden darauflegen und die Schablone oder den Teller darauflegen. Mit einem Messer evtl. überstehende Teigreste abschneiden, damit ein gleichmäßiger Kreis entsteht. Die Schablone oder den Teller herunternehmen und das kleine Glas in die Mitte des Kreises stellen.

5. Mit einem kleinen Messer den Teig nun in 16 Stücke schneiden. Dazu immer vom Glas weg bis zum Rand schneiden. Am besten den Kreis erst vierteln und dann jedes Viertel in 4 Stücke schneiden. Nun nimmst du je 2 nebeneinanderliegende Stücke und verdrehst sie je 3-mal voneinander weg. Die Teigenden der beiden Stränge zusammendrücken und eine Spitze formen. Mit allen Teigsträngen so verfahren. Das Glas entfernen und den Teigstern zugedeckt nochmals etwa 20 Minuten an einem warmen Ort gehen lassen.

6. Den Backofen vorheizen.
Ober-/Unterhitze: etwa 180 °C – Heißluft: etwa 160 °C

7. Das Backblech in den vorgeheizten Backofen schieben. **Den Zimtstern 25–30 Minuten backen.**

8. Das Backblech auf einen Kuchenrost stellen. Achtung: Sehr heiß, Topflappen verwenden! Den Zimtstern abkühlen lassen und vor dem Servieren dünn mit Puderzucker bestäuben.

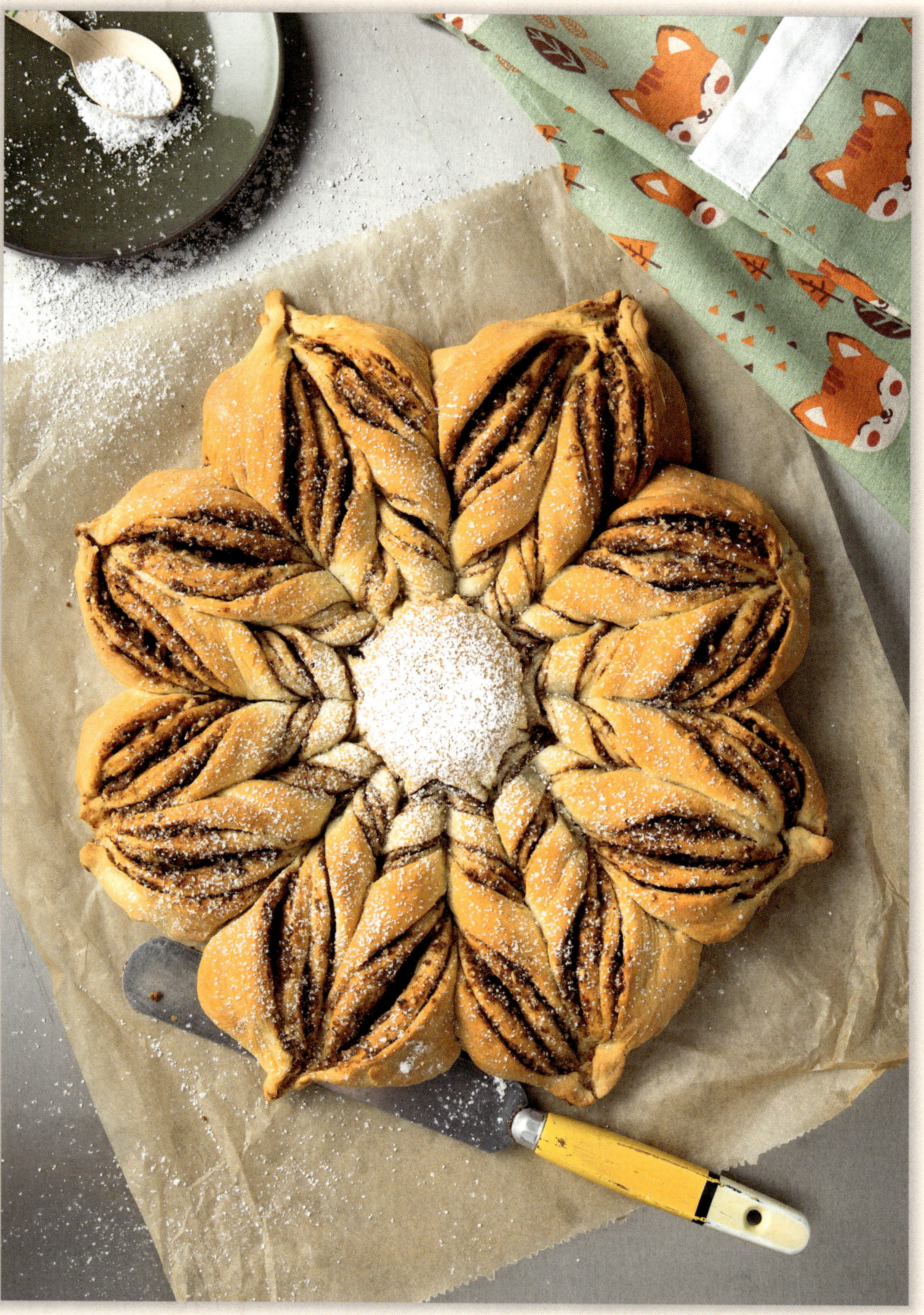

Heiße Schokolade

ZUTATEN FÜR 2 TASSEN

75 g Edelbitter-Schokolade
(mind. 50 % Kakaoanteil)
1 Pck. Vanillin-Zucker
2–3 EL Zucker
1 TL Speisestärke
1 TL gesiebtes Kakaopulver
400 ml Milch (3,5 % Fett)
100 g Schlagsahne

ZUBEREITUNGSZEIT:

8–10 Minuten

1. Schokolade auf einer feinen Küchenreibe reiben. Vanillin-Zucker, Zucker, Speisestärke und Kakao in einen großen Becher geben und gut vermischen.
2. Vier Esslöffel der Milch unterrühren, sodass ein leicht flüssiger Brei entsteht. Schokolade unterrühren.
3. Restliche Milch und Sahne in einem Topf erhitzen (nicht kochen). Den Topf von der Kochstelle nehmen. Die Schokoladen-Zucker-Mischung unter ständigem Rühren mit dem Schneebesen unterrühren.
4. Die Schokolade nochmals erhitzen (nicht kochen) und in 2 Becher füllen. Sofort servieren.

Rezeptvariante:

Für eine **Mexikanische Schokolade** mit Chili 120 g Zartbitter-Schokolade (etwa 50 % Kakaoanteil) in Stücke hacken. 1 Liter Milch (3,5 % Fett), 2 Teelöffel gesiebtes Kakaopulver, 200 ml Kondensmilch, 1 Teelöffel Vanilleextrakt, ½ Teelöffel gemahlenen Zimt, 1 Messerspitze geriebene Muskatnuss und 1 Messerspitze geriebenes Chilipulver in einem Topf verrühren und zum Kochen bringen. Den Topf von der Kochstelle nehmen, die Schokoladenstücke hinzugeben und gut verrühren. So lange rühren, bis die Schokoladenstückchen geschmolzen sind. Die heiße Schokolade in vorgewärmte Tassen füllen.

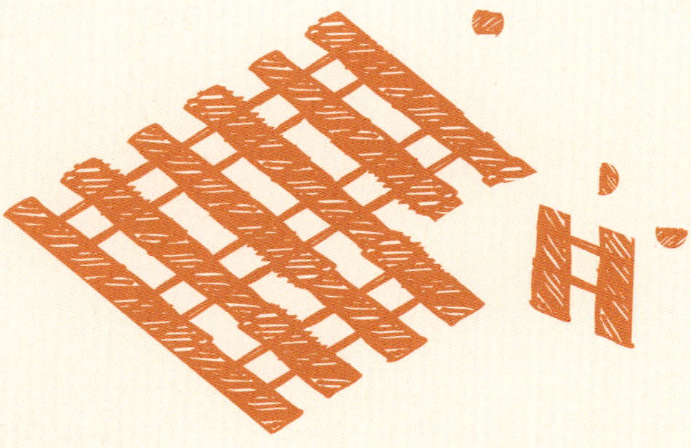

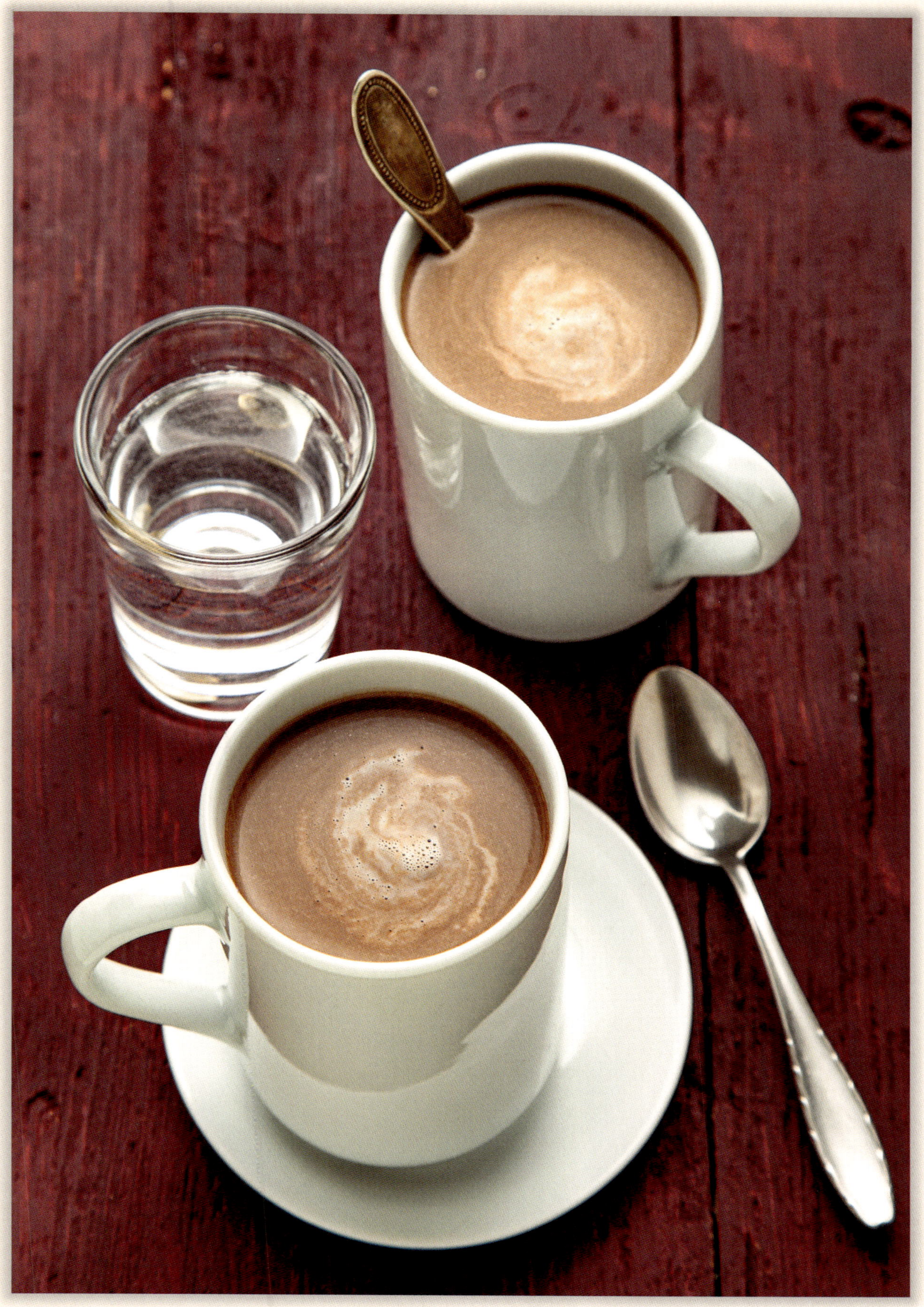

Süßer Weihnachtsbaum

ZUTATEN FÜR 15 BRÖTCHEN

350 g Weizenmehl
1 Pck. Backpulver
150 g Magerquark
50 ml Milch (3,5 % Fett)
70 ml neutrales Pflanzenöl oder
70 g Butter (zimmerwarm)
50 g Zucker
1 Pck Vanillin-Zucker
1 Msp. gem. Kardamom
Salz
1 Ei (Größe M)

ZUM BESTREICHEN:

1 Ei

ZUM BESTÄUBEN:

Puderzucker

ZUSÄTZLICH:

1 Stern zum Dekorieren,
z. B. 1 Zimtstern

ZUBEREITUNGSZEIT:

etwa 30 Minuten, ohne Abkühlzeit

BACKZEIT:

etwa 18 Minuten

1. Den Backofen vorheizen.
Ober-/Unterhitze: etwa 170 °C – Heißluft: etwa 150 °C

2. Mehl mit Backpulver in einer Rührschüssel mischen. Quark, Milch, Pflanzenöl oder Butter, Zucker, Vanillin-Zucker, Kardamom, Salz und das Ei hinzufügen. Die Zutaten mit einem Mixer (Knethaken) zunächst kurz auf niedrigster, dann auf höchster Stufe in etwa 1 Minute zu einem Teig verarbeiten (nicht zu lange, Teig klebt sonst).

3. Den Teig auf einer leicht bemehlten Arbeitsfläche zu einer langen Rolle formen und in 15 Portionen teilen. Jede Portion zu einem runden Brötchen formen und als Tannenbaum auf ein Backblech (mit Backpapier belegt) anordnen. Die Brötchen mit etwas Abstand zueinander setzen.

4. Zum Bestreichen das Ei verschlagen. Die Brötchen damit bestreichen. Das Backblech in den vorgeheizten Backofen schieben. **Die Brötchen etwa 18 Minuten backen.**

5. Das Backblech auf einen Kuchenrost stellen. Achtung: Sehr heiß, Topflappen verwenden!

6. Die Brötchen (Tannenbaum) erkalten lassen.

7. Dann den erkalteten Tannenbaum mit dem Backpapier vorsichtig vom Backblech auf ein weihnachtliches Brett ziehen und den Stern als Spitze oben an den Baum legen. Die Brötchen dünn mit Puderzucker bestäuben.

Tipp

Für einen grünen Weihnachtsbaum gib noch 1 Messerspitze grüne Lebensmittelfarbe in den Teig.

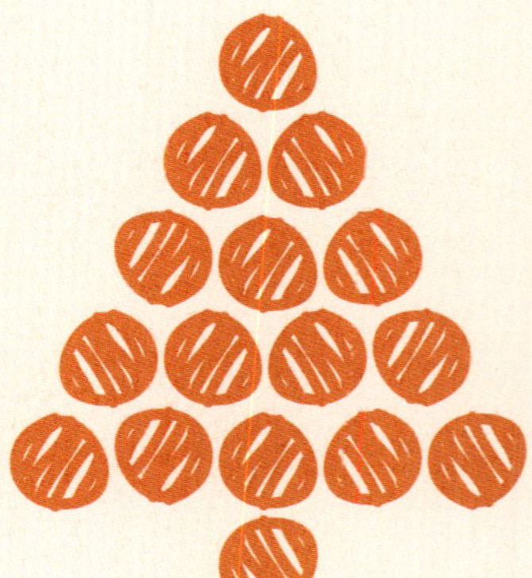

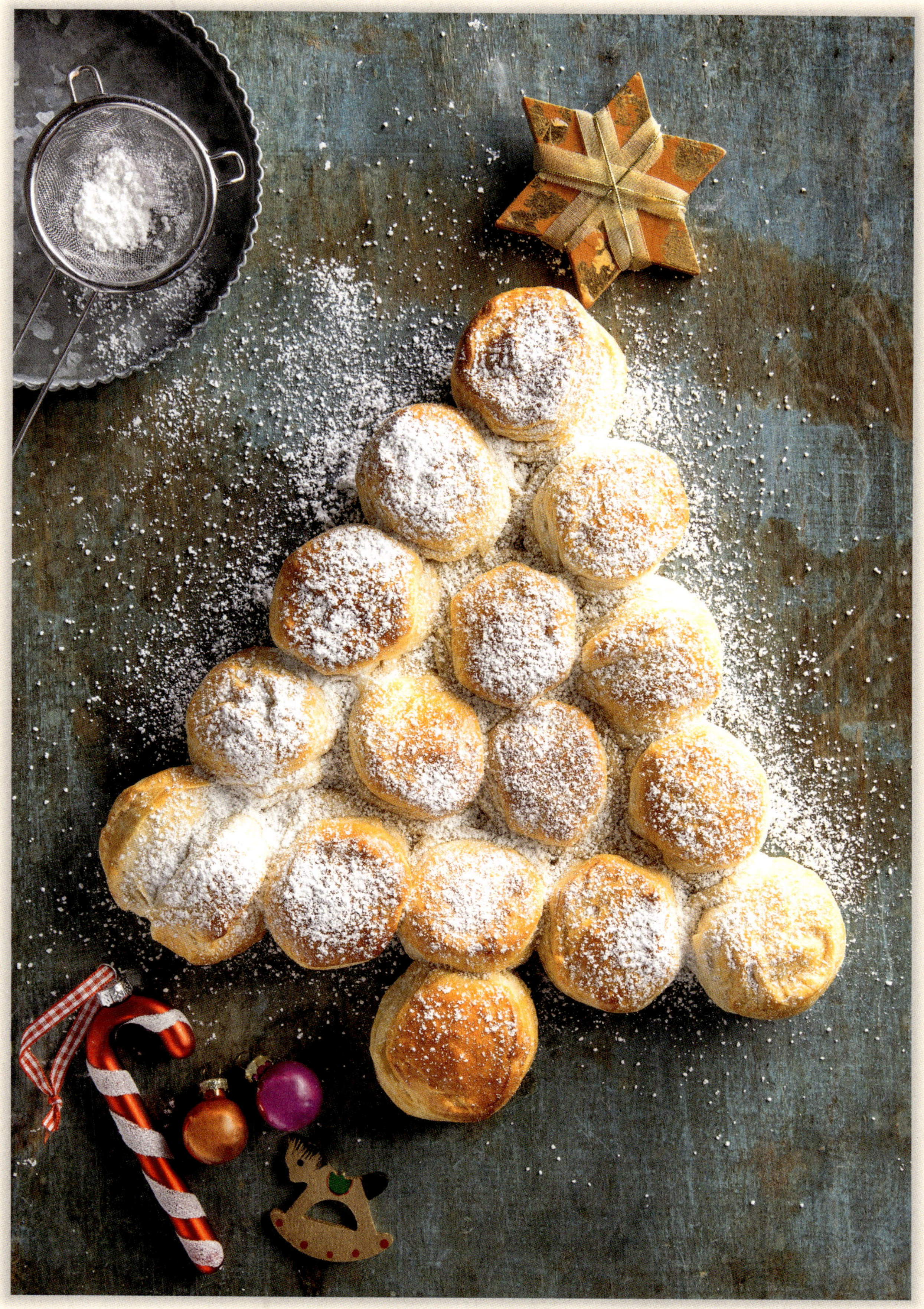

Waffeln mit Marzipan

ZUTATEN FÜR 9–10 WAFFELN

FÜR DEN RÜHRTEIG:
100 g Marzipan-Rohmasse
150 g Butter oder Margarine (zimmerwarm)
150 g Zucker
1 Pck. Ger. Zitronenschale
3 Eier (Größe M)
250 g Weizenmehl
2 gestr. TL Backpulver
100 g Schlagsahne

ZUM BESTÄUBEN:
etwas Puderzucker

ZUSÄTZLICH:
Fett für das Waffeleisen

ZUBEREITUNGSZEIT:
etwa 60 Minuten, ohne Abkühlzeit

1. Das Waffeleisen erhitzen und evtl. leicht fetten, dabei die Herstelleranleitung beachten.
2. Für den Teig Marzipan in kleine Stücke schneiden und in eine Rührschüssel geben. Butter oder Margarine hinzufügen und mit einem Mixer (Rührstäbe) auf höchster Stufe glatt rühren. Zucker und Zitronenschale hinzufügen. So lange rühren, bis eine gebundene Masse entstanden ist.
3. Die Eier einzeln unterrühren (jedes Ei etwa ½ Minute). Mehl mit Backpulver mischen, abwechselnd mit der Sahne in 2 Portionen kurz auf mittlerer Stufe unterrühren.
4. Pro Waffel 2–3 Esslöffel Teig in das Waffeleisen geben und leicht verstreichen. Die Waffeln goldbraun backen und herausnehmen. Achtung: Sehr heiß, Topflappen verwenden! Waffeln einzeln auf einem Kuchenrost erkalten lassen.
5. Waffeln mit Puderzucker bestäuben und servieren.

Tipp

Die Waffeln mit heißen Kirschen und steif geschlagener Sahne servieren.

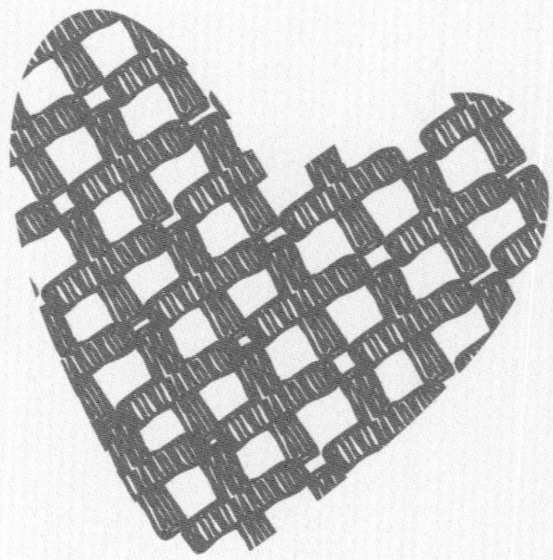

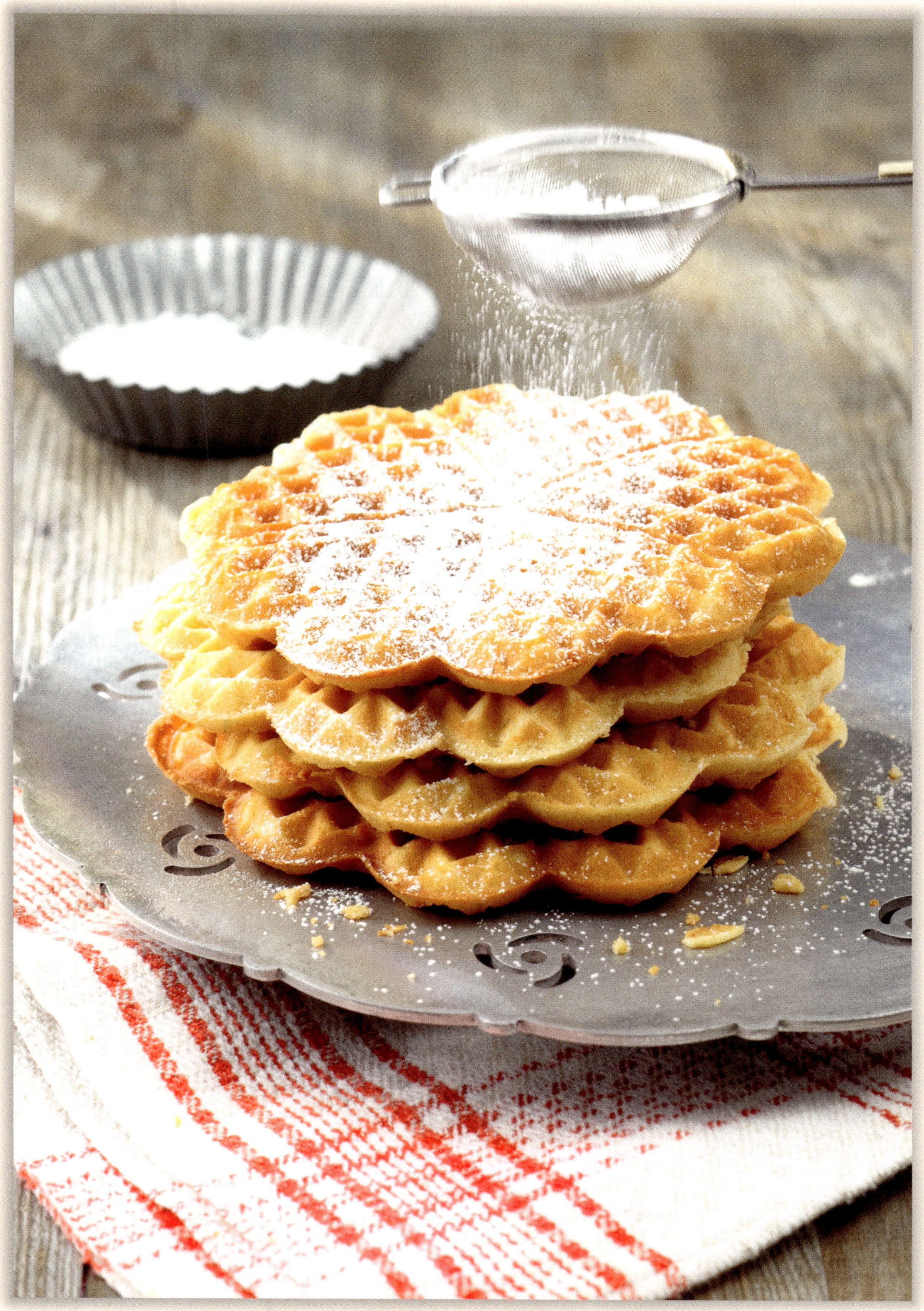

Weihnachtliches Tiramisu

ZUTATEN FÜR 10 PORTIONEN

FÜR DIE CRANBERRY-FÜLLUNG:

400 g getrocknete Cranberrys
250 ml Orangensaft
2 TL fein abger. Bio-Orangenschale (unbehandelt, ungewachst)
50 g Zucker

FÜR DIE CREME:

500 g Mascarpone (ital. Frischkäse)
70 g Puderzucker
1 Pck. Vanillin-Zucker
400 g Schlagsahne

250 g Spekulatius

ZUSÄTZLICH:

1 Auflaufform (30 x 20 cm)
2 EL Backkakao zum Bestäuben
1 TL gem. Zimt zum Bestäuben

ZUBEREITUNGSZEIT:

etwa 30 Minuten, ohne Kühlzeit

1. Für die Cranberry-Füllung Cranberrys fein hacken. Mit dem Orangensaft, der Orangenschale und dem Zucker in einem kleinen Topf bei schwacher Hitze aufkochen. Unter gelegentlichem Rühren dann auf niedrigster Stufe einkochen lassen, bis die Flüssigkeit verkocht ist, etwa 15 Minuten. Füllung erkalten lassen.

2. Für die Creme Mascarpone mit Puderzucker und Vanillin-Zucker in eine Rührschüssel geben und mit dem Mixer (Rührstäbe) zunächst kurz auf niedrigster, dann auf höchster Stufe kurz verrühren. Die Sahne nach und nach unterrühren und so lange weiterschlagen, bis eine cremige Konsistenz entstanden ist.

3. Zum Einschichten zuerst eine Lage Spekulatius auf den Boden der Auflaufform legen. Darauf zuerst die Hälfte der Creme geben, dann die ganze Cranberry-Füllung darauf glatt verstreichen. Eine zweite Lage Spekulatiuskekse darauflegen und die restliche Creme darauf glatt verteilen. Das Tiramisu mindestens 3 Stunden in den Kühlschrank stellen.

4. Vor dem Servieren Kakao mit Zimt vermischen und das Tiramisu mit einem feinen Sieb damit bestäuben.

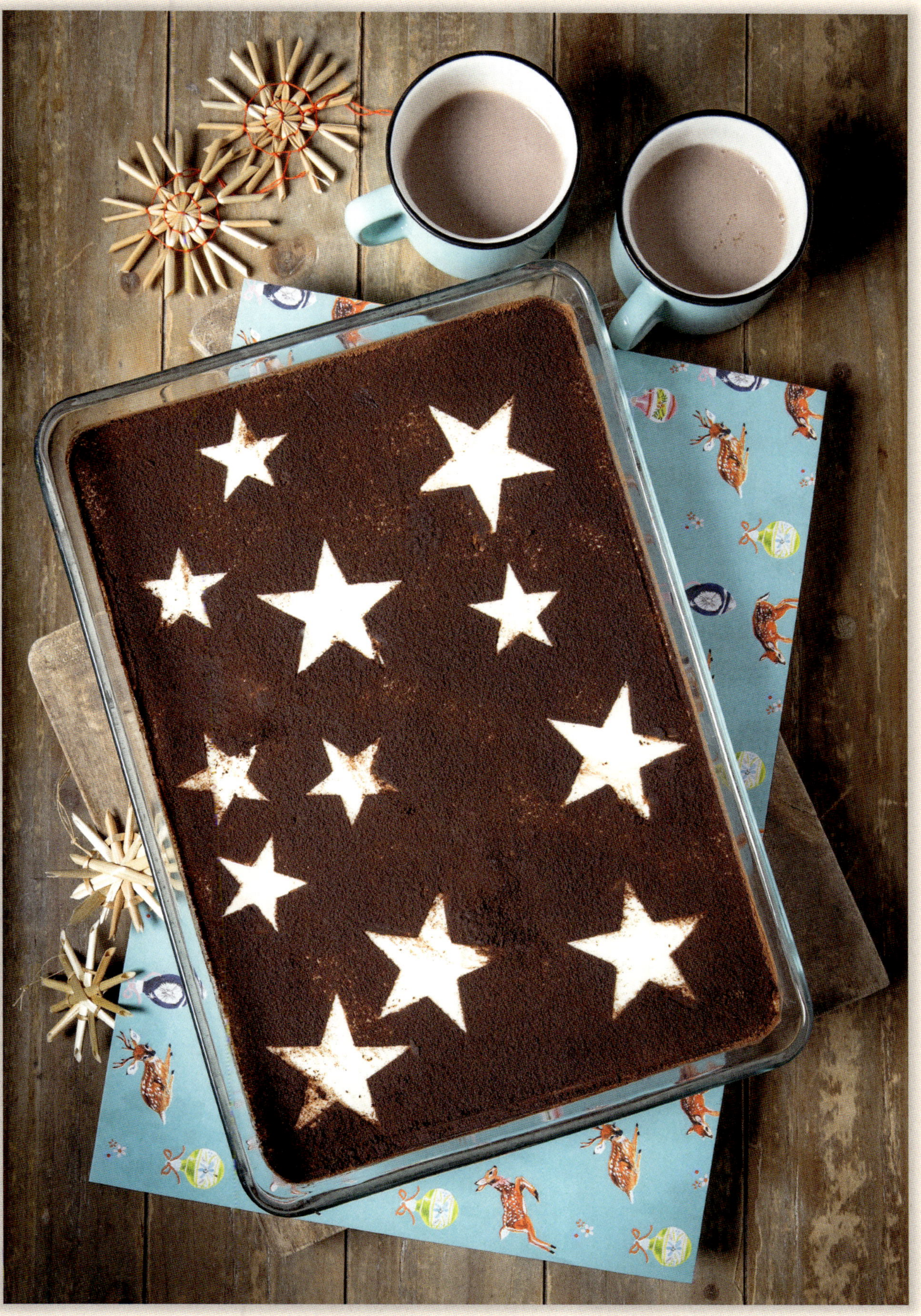

Alphabetisches Register

A/B

C/D

E/G

H/J

L/M

N/P/R

S

V/W

Z

Kapitel-Register

Weihnachtscookies & süße Kleinigkeiten

Cakes, Cupcakes & Torten

Kulinarische Geschenke

Für einen gemütlichen Abend

IMPRESSUM

HINTER JEDEM TOLLEN BUCH STECKT EIN STARKES TEAM

Projektleitung: *Karin Boonk*
Redaktion: *Annette Riesenberg*
Lektorat: *Susanne Noll, Hennef*
Rezeptentwicklung: *Anna Walz, Kempen*
Titelgestaltung, Layout und Satz: *Büro 18, Friedberg/Bayern*
Herstellung: *Frank Jansen*
Producing: *Jan Russok*
Druck & Bindung: *aprinta druck GmbH, Wemding*

UNSER VERLAGSHAUS

Mit Standorten in München, Hamburg und Berlin zählt die Edel Verlagsgruppe zu den größten unabhängigen Buchanbietern Deutschlands. Zur Edel Verlagsgruppe gehört unter anderem ZS mit seinen Lizenzmarken Dr. Oetker Verlag, Kochen & Genießen und Phaidon by ZS.

Die Bücher und E-Books unter der Marke Dr. Oetker Verlag erscheinen als Lizenz in der Edel Verlagsgruppe GmbH
www.oetker-verlag.de
www.facebook.com/Dr.OetkerVerlag
www.instagram.com/Dr.OetkerVerlag

FÜR DIE UMWELT

ZS unterstützt bei der Produktion dieses Buches das Projekt „Junge Riesen für die nächsten 100 Jahre" im Naturpark Nossentiner/Schwinzer Heide. Damit wird ein Anteil der unvermeidbaren CO_2-Emissionen im direkten Umfeld des Produktionsstandortes kompensiert.

PARTNER
Naturpark
Nossentiner / Schwinzer Heide
www.optimal-media.com/naturschutzprojekt-001

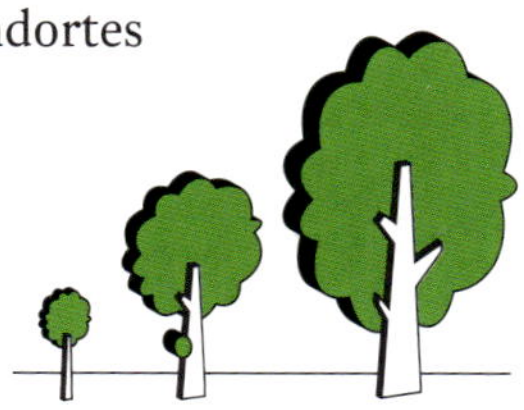

LIEBE LESERINNEN, LIEBE LESER,

seit 130 Jahren gibt es Dr. Oetker Bücher, viele davon sind seit Jahrzehnten im Programm. Mit jedem Buch, mit jeder Aktualisierung eines unserer Klassiker erfinden wir uns neu. Was bleibt, ist immer der Kern unserer Bücher: praktisch müssen sie sein und funktionieren muss alles. Gerne auch mal den einen oder anderen Kniff anbieten, den Sie vielleicht noch nicht kannten. Deshalb kommen Ihnen die Dr. Oetker Bücher so modern und frisch und doch so vertraut vor.

Viel Spaß und viel Erfolg wünschen wir Ihnen auch mit diesem Buch.
Ihre Dr. Oetker Verlagsredaktion

1. Auflage 2022

Kaiserstraße 14 b
D-80801 München
ISBN: 978-3-7670-1868-6

BILDNACHWEIS

Titelfoto:
Melanie Zanin, Düsseldorf
Foodfotografie:
Anke Politt, Hamburg: S. 4, 5, 29, 33, 75, 81
Antje Plewinski, Berlin: S. 69
Eising Studio Food Photo & Video, München: S. 15, 19, 25, 55, 57, 77, 85, 87, 95, 107
Melanie Zanin, Düsseldorf: S 7, 21, 31, 35, 38, 39, 41, 43, 45, 49, 59, 61, 65, 67, 70, 71, 79, 83, 93, 97, 99, 102, 103, 109, 113, 117
StockFood Studios / Julia Skowronek: S. 111
Stockfood Studios / Katrin Winner: S. 53, 91
Studio Diercks Media GmbH (Kai Boxhammer, Silje Paul), Hamburg: S. 9, 11, 13, 17, 23, 27, 37, 47, 51, 89, 105, 115
Walter Cimbal, Hamburg: S. 63, 73, 101

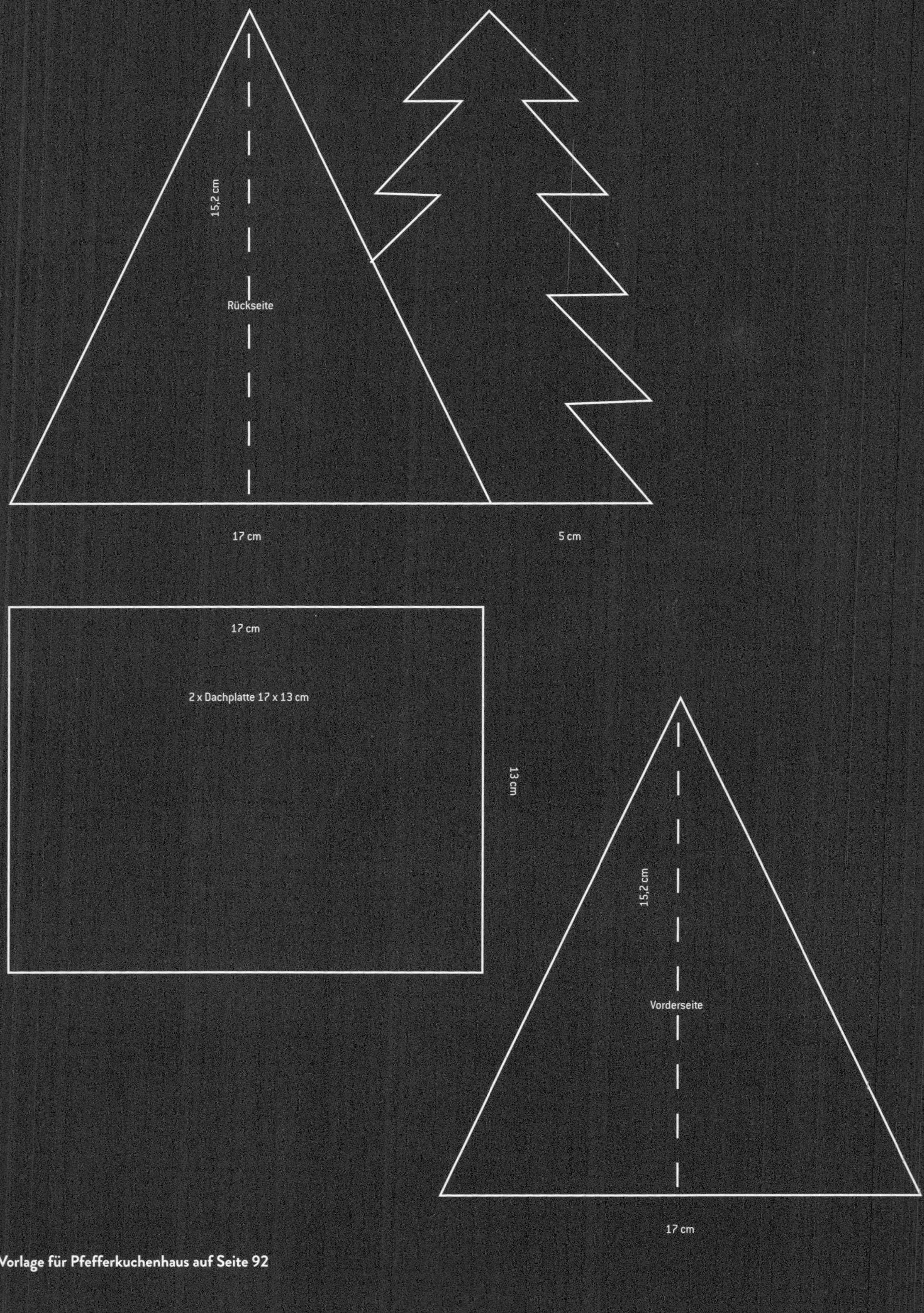

Vorlage für Pfefferkuchenhaus auf Seite 92